「腸内細菌」が健康寿命を決める

インターナショナル新書　068

目次

はじめに

「こんにちは！　便《べん》の研究をしている辨野義己《べんのよしみ》です」と自己紹介するようになって四八年がすぎました。

「便《べん》の好《よし》み」と間違えられたことが何度もあります。たしかに「便」を使って四八年間も研究してきたのですから「縁がある」方の「好み」があるのは事実ですが、そのことを捩《もじ》ったペンネームではありません。辨野義己は本名です。

出身は大阪府枚方《ひらかた》市で、市内には辨野という姓の家が五、六軒あると聞いています。「辨」という漢字は、日本語ではおもに「頭につける冠」とか「わける・わきまえる」といった意味なのですが、古代の朝鮮半島では「辨韓」という小国があったそうで、古代中国では官名をあらわす冠のひとつだったと読んだことがあります。私の枚方市の実家は代々農家なのですが「先祖は古代に中国大陸か朝鮮半島から来た渡来人であった」と我が家では語り継がれています。

だから「辨」は「便」ではないのですが、私は四八年間も「便」すなわち「ウンチ」を使って研究をしてきました。

「ウンコ」ではなく「ウンチ」と呼ぶのは、ウンチが仏教由来の歴史的な古い言葉だからです。それにウンチはウンコより語感がかわいらしいと思いませんか?

さて、ウンチクばかりを書いていると話が前へ進みませんので、この本を読めばウンチを見る目が変わり、腸を健康にして気分爽快《そうかい》に日々を生きることができる知識と知恵が手に入るという話をしましょう。

私は二三歳のときから懸命になってウンチを研究してきましたので、書いた本は共著も含めて一五〇冊。研究論文は三五〇報以上で、腸内細菌に関する論文数だけは日本でいちばん多く公表してきた研究者だと自負しています。

私の研究を具体的にいえば、腸内に棲む多種多様な細菌を研究することです。

昔は腸内に細菌がいると言うと驚く人がいたのですが、いまは人間の腸内に多種多様な細菌がいることは、広く知られています。なかでも「ビフィズス菌」はとくに有名です。その多種多様な腸内細菌をひとつひとつ特定して分析し、腸の中でどのような役割があり、いかなる働きをしているのかをあきらかにしていく研究です。生命科学の専門用語では「腸内細菌学」「腸内環境学」、そして広い意味で「微生物分類学」と言いますが、専門用語というのは科学者の業界言葉ですから、一般の人にわかりにくいかもしれません。

この本では、一度読めば誰にもわかるように、専門的なことを噛《か》み砕いて説明するように心がけました。

この研究に打ち込んでくることができたのは、四八年前、要するに二〇世紀の後半は、腸内細菌がまだ「何だかよくわからないもの」だったからです。尊敬すべき先達である研究者がコツコツと研究を積み重ねて開拓をしている段階だったので、いわば教科書も参考書もない時代でした。

このような「何だかよくわからないもの」を目の前にすると、私は無性に燃えてくる性分なのです。「何だかわかるまで研究したるで！」という気持ちが湧いてくる。ファイターみたいでカッコいいかもしれませんが、気になったことは何でも自分で研究し、やってみないと納得できない「凝り性」の「やりたがり屋」なのです。

研究がヘタクソでうまくいかなくて、ボロクソに停滞し、ヤケクソな気分になったり、研究作業中に誤って希釈したウンチが口に入ってしまうというムナクソわるくなるような、文字通りミソクソの経験もしましたが、ナニクソというファイティング・スピリッツが湧いてきて、生き生きとしてしまう性格です。

しかし研究はひたすら地味な作業の連続です。「あなたのウンチを私にください」と世界中の人々からウンチを集めて、その中にいる細菌を取り出して、培養という方法で見きわめていく手探りの研究でした。二〇世紀の科学者といえば、試験管を振ったり顕微鏡をのぞいていたりするアナログなイメージですが、科学技術の進歩とともに分析手法が自動化されたとはいえ、やっていることは同じでした。

それでもコツコツ続けていくと、腸内細菌がアレルギー、肥満、がんや糖尿病、高血圧などの生活習慣病、さらには精神疾患まで、個々の体質やさまざまな病気に深く関係していることが、わかってきました。

こうして二〇世紀の腸の研究が進んでいくと「腸はセカンド・ブレイン（第二の脳）だ」ということが言われるようになったのです。人間の考える力は脳だけにあるのではなく、腸もまた考える力がある重要な臓器だったのです。私も腸というのはとても複雑で重要な働きをしている臓器で、脳に匹敵すると思っていましたから、「セカンド・ブレイン」とはうまいことを言うものだと思いました。これは言い方がうまいだけではなく、事実です。

そして二一世紀になると、腸内細菌の研究に「分子生物学的手法」が応用されるようになりました。「分子生物学的手法」とは、要するにDNA解析のことです。つまり腸内細菌の遺伝子解析が可能になった。その結果、ウンチに含まれる腸内細菌の種類を非常に細かく識別できるようになり、腸内細菌は少なくとも五〇〇種以上、おそらく一〇〇〇種類あると見当がつけられています。また腸内細菌の量は、驚くほど膨大です。乾燥したウンチ一グラムのなかに約一兆個の細菌がいることがわかっています。

こうして腸内細菌の研究が一気に進んだ二一世紀において、私たちが行った研究は「二万人のウンチを集めて解析する」ことでした。二万人もの人びとのウンチを解析すれば、データベースを作ることができます。このデータを必要とする人たちが利用できるようにしたかったのです。

もちろん、すべての腸内細菌の種類と働きがわかったわけではありません。まだまだ生命科学は人間のすべてを解明していません。だけれど、おおよそわかった腸内細菌については、体質やさまざまな病気に深く関係していることがあきらかになったのです。

そうなると、人間の身体をつかさどっているのは腸だったという結論になります。腸が考えて働くことにより、個々の体質が決定され、さまざまな病気を防いだり、反対に腸内環境がさまざまな病気の原因にもなっているわけです。

腸内細菌に「善玉菌」と「悪玉菌」がいることは、多くの人が知っていることですが、最近では健康長寿者から「長寿菌」を発見しています。

これらの腸内細菌を上手にコントロールして健康を保ち、病気を予防し、老化を緩やかにして、読者のみなさんには気持ちのいい日々を送っていただきたい。

読みやすくわかりやすい本にするために、私が歩んできた四八年間の研究をたどりながら、腸内細菌についての知識、食生活の知恵などをお届けしたいと思います。

第一章　腸内細菌研究との出会い

ウンチ博士の子ども時代

「あなたのウンチを私にください」と言い続け、ウンチのなかにいる腸内細菌の研究を半世紀近くしてきました。

この道一筋というか信念の研究になってしまったことは事実ですが、私は最初から腸内細菌の研究をしたいと思っていたわけではありません。

七〇歳を超えてわかったことのひとつは、人はなりたい者になるのは難しく、何者かになるべくして何者かになっていくということでした。気がついたら夢中になって世界中からウンチを集めて腸内細菌を研究していただけなのです。

子どもの頃の夢は、獣医師になることでした。動物のお医者さんです。子どもですから動物といえば動物園で、そこで動物を診ている医者がいると知って、動物園のお医者さんに憧れたのです。生き物が大好きな子どもだったからです。

生まれ育った牧方市は大阪府といえども、昔は農家の多い町でした。大都市の近郊農村地帯です。私の実家もまた代々農業で、父親は農業をやりながら鉄道会社で働くサラリーマンでした。農業専従では生活していくのに不安があったので兼業農家になったのだと思います。

その父親が動物好きでした。犬はもちろんニワトリやウサギを飼っていました。農家ですから動物を飼うスペースはいくらでもあります。また大都会近郊とはいえ、農業地域ですから森も小川もあって、イタチとかヘビとか野生の小動物も多くいて、家には家ネズミがうろちょろしていて一緒に暮らしているのです。ハト、スズメ、カラスといった鳥も多く、フクロウなど野生動物とも出合っていました。

そういう環境で育ったせいなのか、私は生き物が大好きでした。

小学生の時分は昆虫採集が面白く、標本作りに熱中していました。カブトムシやクワガタはもちろん、トンボ、ゲンゴロウやタガメなどの水生昆虫も、田んぼや畑や森に昆虫はいくらでもいるから、採ってきては防腐剤を注射して標本箱にずらりと並べていたものです。昆虫の美しさに魅了されていたのでしょう。

また、大きなアオダイショウを飼っていたのも小学生のときです。死んだネズミを餌《えさ》としてアオダイショウに食べさせていました。

それが中学生になると、今度は鳥が好きになったのです。とりわけ猛禽《もうきん》類、つまりワシとかタカとかフクロウとか、絵になる鳥と言えばいいのか、が大好きでした。さらに伝書バトを飼って大きく育てて訓練していました。その伝書バトが死んだとき、その姿を残しておきたいと剝製《はくせい》にしたことで、今度は剝製作りに熱中するようになった。そこらのスズメでもカラスでも、鳥であれば何でも採ってきては飼って、死んだら解剖して剝製にしてしまう。そうしているうちに家族も理解してくれて、ついには隣近所のみなさんまで鳥が死んだら私にくれるようになってきました。

九州キジを捕獲したものの処分に困っていた友人が、その死体をくれたことがありました。キジの体内では、もうウジがわいていましたけれど、ウジがわくのは自然なことですから、汚いとか気持ちわるいとかそんなことはおかまいなしに水でウジを洗い流すと、キジを解剖して内臓を取り出し剝製を二〜三日がかりで作りました。

だからウンチの研究をしていると言うと、汚いものを研究しているかのように思う人がいて顔をしかめられることがあるのですが、人間はウンチをするものだから、これは自然なのです。自然である以上、好きだとか嫌いだとか、汚いだとか気持ちわるいとか、そんなことを思ったって仕方がない。たしかに物すごくくさいウンチもあって、これはくさくてたまらないなとは思うのですが、だからといってくさいから嫌だとは思いません。そんなことより自然の仕組みを知りたいという探究心や好奇心の方が私は大きいのです。

私は肉が大好物です。飼っていたニワトリやウサギも殺して食べていました。そんなことは当たり前のことでした。私は一九四八年（昭和二三年）の生まれだから「戦後の復興期で食料事情がわるかったのですね」と同情してくれる人がいますが、そういうことではありません。これは人間が生きていくために必要な自然な食生活の一部です。現在でも誰かが殺して精肉してくれるから、スーパーマーケットの店先に肉が並んで売られているのです。

そういうわけで中学の三年生になる頃には、私の部屋には五〇体の鳥の剝製や昆虫の標本箱、ヘビやトカゲなどのホルマリン漬け標本があふれるようになってしまいました。母親は「ヘンな臭いがするから嫌だ」と私の部屋に近寄らないようにしていましたが、私にすればたしかに臭いはするけれど、動物の標本を日常的に観察して考え続けることの方がはるかに大切なことでした。考え続けなければ知識も知恵も増えませんし、発見もないわけですから。

高校生になると考え続けることの対象は、自然の動物だけではなく、社会や政治にも向けられるようになり、なぜ貧困はあるのか、なぜ差別はあるのか、なぜ人間は戦争をするのか、といったことも深く考えるようになりました。

子どもから青年になっていくときは、何でもかんでも疑問だし、何でもかんでも知りたくなるものでしょう。興味のあることはやってみたいし、経験しただけではわからないから、知識をつけて考え続けて、自分なりの考えを作っていくものです。それが成長するということでしょう。

その高校生時代に将来の職業についても考え、日本史を学んでみたいとも思い、迷いはしましたが、やっぱり子どもの頃の夢であった獣医師になりたいと思ったわけです。動物園の獣医師が希望でした。獣医師になれる大学というのは、それほど多くないですから、まずは大学入試にチャレンジしようと考えたのです。

それも北海道の大学へ行きたくなりました。父親という大きな存在は認めていましたが、青年期にはうっとうしい存在でもありますから、家から離れて遠い大学へ行きたいと考えていたのです。それで北海道大学の獣医学部を第一志望に、第二志望は同じく北海道にある酪農学園大学・獣医学科に定めて、勉強に励みました……となればいいのだけれど、テニスに入れ込んだと思えば、三年生でラグビーに熱中してしまい、それなりの受験勉強しかしなかったのです。

獣医師を目指した北海道時代

結果的に酪農学園大学に進学できたので、いよいよ獣医師になる勉強を始めました。

酪農学園大学は、札幌市に隣接する江別《えべつ》市の草原のなかにある学校で、研究熱心な先生が多くて、学生は自由に生活して勉強できる校風でしたから、私にとってはぴったりの大学でした。楽しい思い出ばかりがいっぱいあります。

ラーメン一杯九〇円の時代に父親からの仕送りが月に一万五〇〇〇円。下宿の家賃が三〇〇〇円で、残りの一万二〇〇〇円は食費と本代に消えていました。それでも本代は足りないのです。知識が増えるのが面白くてしょうがないわけで、獣医学科に必要な自然科学の本ばかりではなく、社会科学や文学も好きだったから、月に一〇冊ぐらい読みました。

本代が底をつくと、当時、札幌市内で進められていた地下鉄工事の夜間のアルバイトをやって日当五〇〇〇円を稼ぎました。若いときは疲れを知りませんから、肉体労働が気持ちのいい気分転換になっていました。

獣医学科の勉強は興味深くて学ぶのが楽しくなり、さらに大学院で研究を続けたいと思うようになっていました。大学院入試には英語とドイツ語が必修科目の時代なので、とりわけ語学は熱心にやりました。英語とドイツ語の二か国語を同時に習得するために、大学一年から四年までずっと夢中になって勉強していました。

学校の語学の勉強だけではなく、辞書を引きながら原書の専門書を読んだり、ラジオ講座も聞いて丸暗記するのです。それで英語とドイツ語の研究論文を読むことができるようになると、最先端の研究が手でさわるようにリアルに理解できたので、語学力は重要だなと思います。

獣医師にならずにウンチの科学者になってしまった私ですが、今にして思えば学生時代に身につけた、英語で論文を読み書きする語学力は、本当に役立ちました。いくら熱心に研究をしても、その成果を多くの人たちに公開できなければ、現代の科学者とは言えないでしょう。研究データを誰もが平等に利用できる環境があってこそ、科学の進歩が約束される時代であって、ひと握りの科学者がデータを独占している時代ではありません。そのためには英語で論文を書くことが第一歩になるのです。

微生物生態学にのめり込む

さて、獣医師になりたいという夢に向かって突っ走っていた当時の私ですが、実は知らず知らずのうちに研究者の方向へと向かっていたのです。

私が学生時代に所属した研究室は獣医生理学研究室で、要するに生命現象のメカニズムを研究しているので、そのなかには動物の病気の原因を追究することも含まれます。

その時代に興味を持っていた研究テーマは「牛の乳房炎」でした。この病気の原因は、その病原菌にあるわけですが、生理学的に考えていかなければ乳房炎という病気を本質的に理解できない。つまり対症療法として病原菌を殺すか追い出すかすれば病気は治せるかもしれないけれど、生理学的に考えなければ病気のメカニズムが解明できないのです。病気のメカニズムがわからないと予防ができません。予防するためには動物の体内微生物を知る方向へわけ入っていかざるを得ないのです。

牛も人間と同じように、細胞による自己免疫があるし、いろいろな微生物すなわち常在菌を持っているわけです。常在菌というのは、人間を含めて動物が自然に持っている細菌のことです。そうなると外から入ってきて病気を引き起こす病原菌だけを研究していても、体に入った病原菌と常在菌や各種細胞が、どのような働きをした結果として病気になるのかがわからない。そこがわからなければ病気を解明したことにならないし、病気を予防して健康を維持するための答えが得られないわけです。

そのあたりから常在菌の生態に強い興味が湧いてきて、獣医師になってこれを専門にしようと決めました。もう読者のみなさんはわかっているでしょうが、私は無類の凝り性で、ひとつのことをやり始めてしまうと納得するまでやり続けてしまう性分です。このときも動物の常在菌研究にどんどんとのめり込んでいったのです。

だけれど当時は獣医学の大学は四年制だったので、動物の常在菌研究をやるならば四年間では勉強も研究も足りません。それで大学院へ進学して研究を続けようと考えました。しかし、当時の酪農学園大学には大学院がありませんから、動物の体内微生物研究を行っている大学院を探したら、東京農工大学の大学院がありました。それで大学院の入学試験を受けたところ合格したので北海道から東京に来たのです。

大学院での研究テーマは「ニワトリの呼吸器内感染症と呼吸器内の常在菌の関係」となり、図らずも子どもの頃から大好きな鳥の微生物の生態研究に取り組むはずでした。意気揚々と農工大の大学院で研究をスタートしたのですが、人生というのは何があるかわからないものです。大学院の指導教官がしばらくの間、他大学に出向されることになったのです。その先生から「同じ研究をしていた同期が理化学研究所にいて、彼が腸内細菌の研究をしているので指導を受けなさい」と言われました。

よくよく聞いてみると「理化学研究所で腸内細菌を研究している先生に指導をしてもらえば、常在菌叢《じょうざいきんそう》について学べるから、これは君の研究を発展させる基礎になる」というお薦めでした。

「常在菌叢」とは、常在菌全体といった意味ですから、たしかに微生物の生態を研究する基礎になります。私は指導教官をもとめて理化学研究所に通うことになりました。一九七三年（昭和四八年）、私が二四歳のときでした。

特殊法人理化学研究所（現在は国立研究開発法人理化学研究所）は、当時創立五七年という由緒ある日本最大の自然科学総合研究所でした。通称「理研」と呼ばれ、その理研について私が知っていたことは、寺田寅彦やノーベル賞を受賞された湯川秀樹、朝永振一郎らを輩出したすごい研究所だということぐらいで、それも本で読んで知っているだけの神様クラスの先生たちですから、青二才の私には理研という研究所がピンときていませんでした。

私は農工大の大学院生で、たまたま理研の先生に指導を受けることになって通い出した駆け出しにすぎません。理研はいまは埼玉県和光市の住宅街の一角にあるけれど、当時は和光市ではなく大和町で、町とは言っても田んぼと畑ばかりの田園風景のなかに大きな研究所があったのです。

その理研で、光岡知足《みつおかともたり》博士に私は出会うのです。

世界的権威との邂逅《かいこう》

光岡博士は理研の腸内細菌研究グループのトップでした。当時すでに腸内細菌の世界的権威です。

彼は東京大学の獣医学部出身で、もともとはニワトリの腸内細菌、つまり常在菌を研究していた人物でした。それが微生物全体に興味を持ったことから、常在菌とはどのような微生物であろうかと研究をし、腸内細菌研究の第一人者になられていました。

当時の光岡博士は「ビフィズス菌」の研究で世間的に注目を集めていました。人間の腸にビフィズス菌がいることはわかっていたけれど、その働きを解明しつつあったからです。また、動物にもビフィズス菌がいることを発見されていました。

いまでは誰でも、と言っていいと思いますが「ビフィズス菌は腸内を活性化させる」ということはご存じでしょう。酢の物が体にいいとか、肉と野菜をバランスよく食べようといった家庭的な食べ物の知識のひとつになっていて、ビフィズス菌の入ったヨーグルトを選んで食べたりしています。

ところが一九七〇年代には、一般の人たちはもちろんのこと、医者でさえビフィズス菌なんて意識していません。小児科の医者が、乳児の腸にはビフィズス菌がいて、母親の母乳を乳児が飲むと、乳児の腸内にいるビフィズス菌が活性化すると言っていた程度で、ほとんどの医者は常在菌についての関心がないと言っていいぐらいでした。

これは医者を批判しているのではなく、常在菌についての研究が進んでいないのですから、仕方がない現実でした。たぶん当時の医者が名前を知っていた常在菌は、大腸菌の他に二つ三つぐらいだったでしょう。そのぐらい研究が進んでいないから知識のつけようがなかったのです。

当時の医者たちが考えていたのは、腸の病気は病原菌の腸内感染症によって起こるという方向でした。その病気を治すには対症療法として抗生物質を使います。抗生物質で病原菌をやっつけて病気を治すのです。

この考え方は間違いではありませんが、しかし、たとえば大腸がんが、なぜ発症するのかという答えにはなりません。大腸がんの病原菌なんてものはないわけで、腸内の常在菌の具合などによって細胞ががん化するから大腸がんが発症するわけです。だから常在菌が病気を起こすという考え方をしていかないと、大腸の病気発症のメカニズムがわかりません。わからないから予防ができないということになります。

医者たちの腸内感染症という考え方でいくと、常在菌はみんな悪者になってしまう。ところが光岡博士は、これもいまでは有名な言葉になったけれど、常在菌には「善玉菌」と「悪玉菌」があるという学説を発表したわけです。腸内の常在菌には、良い働きをする菌もあるし、悪い働きをする菌もあるのだという学説でした。

善玉菌と悪玉菌がいるという考えは、いまでは一般の人たちも知っていて、食生活をコントロールするうえでの基本的な知識になっています。

しかし光岡博士が善玉菌・悪玉菌の学説を発表されたときは、細菌学者たちから大批判を受けました。批判というよりバッシングでした。彼らは「善玉菌なんているわけがない」と思っていたからです。これも仕方がない時代的な現実でした。

とはいえ「日本の医学細菌学の父」と呼ばれている北里柴三郎は一〇〇年ほど昔に「食で起こった病気は食で治せ。菌で起こった病気は菌で治せ」と正しいことを言っています。でもこれは天才的な発想というもので、方向をぴたりと定めているけれど、研究を重ねて獲得した科学的な根拠は示されていません。北里柴三郎の時代には科学的に証明できなかったのです。

その証明を光岡知足博士は常在菌の研究をすることで可能にしていかれました。

そういう先生が、農工大の大学院生である私の前に現れたのです。現れただけではなく、私は光岡博士にダイレクト・リクルーティングされてしまったのです。

君がするべき研究だ

「理研に就職して研究しないか」と光岡博士は私に言いました。

私は「えっ?」と思いました。そんなことひとつも考えていなかったし、第一、光岡博士が研究されているのは人間の常在菌であり、私は動物の常在菌を研究したいのです。研究テーマがまったく違うためもちろんお断りしました。私には自分の研究テーマを変更する気持ちはありません。しかし光岡博士は諦《あきら》めることなく、熱心に口説くのです。

いま思い出しても、このときの口説き文句は一世一代のものでした。

「私が人間の腸内細菌を研究しているのは、大腸がんなど腸の病気を予防するためです。人びとの健康を増進する研究であり、要するに公衆衛生の領域に入るのですよ。公衆衛生というものは人間の健康だけを考えてもできません。動物の健康も自然環境も考えないとできない。この地球上で人間という生き物だけが健康でいるということはあり得ない。だから公衆衛生の領域は、人間の医者ではなく、獣医の仕事です。獣医の視点がないと公衆衛生は考えられない。これは獣医の勉強をしてきた君がするべき研究なのですよ」

一九七〇年代の言葉で言えば全地球的でダイナミックなご意見でした。たしかに公衆衛生行政を担っている獣医師は多いし、その仕事は獣医師の使命のひとつです。しかも人間の病気予防、健康増進という視座をもって腸内細菌研究をしているのは光岡博士ひとりだというオリジナリティもありました。

このダイナミックさとオリジナリティに若い私は圧倒され、獣医学出身の光岡博士に親しみを持ちましたが、頑固ですからすぐにウンとは言わなかった。しかし彼は顔を合わせる度に情熱的に語りかけ続けるのです。

「アメリカのデータを見ると大腸がんがとても多く深刻な病気になっている。日本はアメリカ型の食生活になりつつあるから日本でも大腸がんが多くなるのは目に見えている。これを予防するのが腸内細菌の研究です。君は大腸がんに関与する人間の腸内細菌の研究をしなさい。ぜひ若い君にやってほしい」

がんが不治の病だと思われていた時代でした。治療に有効な対症療法がまだなかった時代です。がんを発症したとき、それは死を意味することと同じでした。

がんを治すことができないのならば予防するしかない。光岡博士のご意見は人びとの健康に寄与する先見性がありました。

腸内細菌の研究は、獣医になる勉強をしてきた者がやるべき研究であり、ダイナミックでオリジナリティがあり先見性まである。その光岡博士の道理と理想に感化されてしまった私は一大決心をしました。農工大の大学院を中退し、理研に就職し、腸内細菌の研究者になることにしたのです。一九七四年（昭和四九年）八月のことでした。

この光岡知足博士のダイレクト・リクルーティングには後日談が二つあります。

一つはドイツ語論文の話で、光岡博士はドイツに留学されていたこともあってドイツ語で論文を書かれることが多かったのです。そのドイツ語の論文の校正も私の仕事になりました。ドイツ語論文の校正ができることもリクルーティングの大切な要件だったかもしれません。彼は重宝な部下をもったものでした。

もう一つは、光岡博士の研究の価値をよく理解されている方が文部省（当時）におられ、その方から推薦を受けて文部省から多額の研究費を獲得されていたことです。だから光岡博士は研究を前進させ成果を得るために、疲れを知らない若い研究者が欲しかったに違いありません。

大人の言葉で言えば、私は彼に騙《だま》されたということかもしれません。騙されたとは人聞きがわるいですが、どこかで誰かに騙されないと自分が進むべき道を見出せないということはあるのかもしれません。もし、このとき騙されなければ、この本を書いている私はいなかったのです。

培養技術を磨く日々

理研の腸内細菌研究グループの一員となった私は、光岡博士に厳しく鍛えられました。毎日〳〵くる日もくる日も、腸内細菌の培養をするのです。ここで言う培養とは、ウンチのなかから、ひとつの細菌を取り出して、人工的な環境で増やし、顕微鏡で観察することです。別の言い方をすれば、自分の目で細菌をはっきりと見えるようにするのです。

具体的にはウンチを一万倍まで薄め、密度を下げてから、細菌を取り出していきます。一万倍まで薄めたウンチを寒天培地に植えて酸素のない嫌気《けんき》状態で培養すると、寒天平面上にぼそぼそと菌が生育してくるのです。嫌気状態にする理由は、腸内細菌が棲む大腸内には酸素がないからです。また抗生物質を加えたりして、他の細菌を抑制し、特定の細菌だけを検出できるようにします。

これがどれほどの修練されたテクニックを必要とするかといえば、まず一万倍に薄めることすら大変なわけです。たとえば、いつも飲んでいるコーヒーを一万倍に薄めろと言われたら、どうしますか。想像がつかないと思います。

現在では培養のための装置を開発して使っていますが、一九七〇年代当時はすべて手作業でやりました。昔の映画に出てくる科学者みたいに、試験管を振って、ピペットという実験用の繊細なスポイトを使って、希釈液で薄めて培地に植えていくのです。取り出した細菌は、酸素にふれない容器の中で増やして、観察し分析して、最終的に細菌を保存します。

当然のことながら最初は何度も失敗して上手くいかない。何せ私は大学院生上がりですから、多少の知識と多少の経験はありましたが、それでも素人同然です。失敗しないわけがありません。研究の過程ですから新米研究者の失敗はさして責められませんが、何度も何度もできるまでやらなくてはなりません。培養が困難な細菌なら、そのことが証明できるまで何度もやります。そうした反復でテクニックが身につくのですが、終わりのないような地味な手作業を積み重ねなければ研究にならないのです。

光岡博士は厳しかった。なぜなら、ほとんど独学で腸内細菌解析法をはじめ何から何まで確立されてきたからです。腸内細菌についての教科書も参考書もない時代に研究に着手されましたから、独学するしかない。そういう尋常ではない努力をされて何度も壁を乗り越えてきた方ですから、丁寧に教えてはくれますが、研究に対する姿勢はものすごく厳しいのです。

私は昆虫標本や鳥の剝製を独学で作ってきたぐらいですから案外器用な方だったので、失敗は重ねたけれど、やがて腸内細菌の純粋培養技術を習得することができました。

しかし気を抜くというか魔が差せば失敗します。失敗して培養ができないというのならば、またやればいいのですが、驚いたというか参ったというか、がん患者のウンチを飲んでしまったことがあるのです。

がん患者のウンチを飲んだ!?

その大失敗は、腸内細菌の研究を始めて三、四年がすぎて、培養テクニックが一人前になった頃に発生しました。

がん患者のウンチを定期的に分析していた時期でした。大腸がん患者のみならず、いろいろな種類のがん患者のウンチを集めて、そのなかに含まれる腸内細菌の種類や量を調べ、要因を探る研究でした。そのために毎週月曜日になると、東京都立老人病センターへがん患者のウンチをもらいに行っていました。月曜日は入院するがん患者が多い曜日で、したがって入院治療を受けて病院食を食べる前の、日常食を食べて出るウンチを、数多く集められるからです。

そうして集めたウンチを分析するためには、すでに書いたように希釈液で薄めなければなりません。一万倍に薄めるためには、微妙な操作が必要で、大便を希釈するために滅菌ピペットを口で吸って操作していました。ピペットの頭についている小さなゴムまりのようなものを指で操作すると、微妙な量を吸い取るための調整が難しいので、口で吸いながら微妙に調整するのが、いつもの手法だったのです。

ところが、あるとき、どういうわけかピペットを勢いよく吸いすぎて、がん患者のウンチを飲んでしまったのです。そのウンチには、がん細胞の発生や増加にかかわる腸内細菌がいっぱい含まれていています。

このときは焦りました。ウンチを飲んだということよりも、それによってがんを発症するのじゃないかと心配になり、しばらく本気で悩んでいたものです。さいわいなことに四五年以上がすぎた今日でも私はがんを発症していませんが、現在で言うところの「便移植療法」の最初の被験者だったといえるかもしれません。

余談をひとつしますが、その後にウンチを嘗《な》めるという古来の民間医療があることを知りました。中国から朝鮮半島にかけてあった「嘗糞《しょうふん》」という古来の民間医療です。病気の親のウンチを嘗めて味を判断することで、食事療法や漢方治療をほどこしていたのでしょう。親孝行の息子が親のウンチを嘗め続けて病気を治したとか、ウンチを嘗めて誰のウンチか当てる遊びまであったそうです。

でも、私はやりたくありません。研究のためにウンチを嘗めることが絶対に必要だというのであれば、それは研究者としての使命ですから考えなくもないのですが、自分からすすんで「嘗糞」は絶対にしたくないです。

ウンチはいかにして出来上がるか

新米の研究者時代は基本的な知識と技術を学ぶ時期でもありました。

まず、食べ物を口から体内にとり込んで、ウンチを排泄《はいせつ》する体のメカニズムを知らなければなりません。

人間が生きていくためには、植物や動物を食べて水分を飲み、消化器官によって分解し、体に吸収して、エネルギー源や体の構成成分としなければならないことは、誰だって知っています。体でわかっている基本知識でしょう。

ここで言う消化器官とは、消化・吸収・排泄をする口から肛門までのことです。口に入った飲食物は、食道から胃へ、そして十二指腸から小腸、大腸を経て肛門から排泄されます。飲み込んでからウンチとして排泄するまで一六時間から二四時間かかります。医学的に二四時間以上かかるのは便秘傾向で、七二時間かかると便秘です。

飲食物を口に入れて飲み込むと、食道を通って胃に達する時間は、液体なら五秒前後、固形物は三〇秒から六〇秒です。

胃は消化器官のなかではよく知られる存在ですが、袋状の消化器で飲食物を三時間から四時間ほど蓄《たくわ》えて、消化と吸収の第一段階を行う器官です。アルコールなどを吸収しますが、胃の主な仕事は消化です。消化とは飲食物を分解して吸収できるようにすることです。口で噛み砕かれた食物を胃に蓄えて、消化液をふんだんに出して揉んで、吸収しやすいように消化します。どろっとした濃いジュースというか水分の多いおじやというか、そのくらいまで消化します。

そして十二指腸へと送り込んでいきます。十二指腸は約二五センチメートルと短いけれど、胃で消化された食べ物にすい液や胆汁などの消化液を混ぜて小腸へと運びます。

小腸は空腸と回腸で構成されているとても長い消化器で、六～七メートルある管です。太さは三～四センチメートルほどですが、ひだ状になっている管の内側の表面積は実に広く約八八坪、つまりテニスコート一・五面分もあります。これは全身の皮膚の二〇〇倍の広さです。

次の大腸は長さ約一・五メートルあります。したがって小腸と大腸の合計の長さは七・五～八・五メートルになります。そうなると消化器官全体の長さが口から肛門まで八～九メートルありますから、その長さのほとんどが小腸と大腸ということになります。

消化にかかる時間	
食道	固形物約30〜60秒 液体5秒前後
胃	1食分約2〜4時間
小腸	約2〜3時間
大腸	約12〜24時間

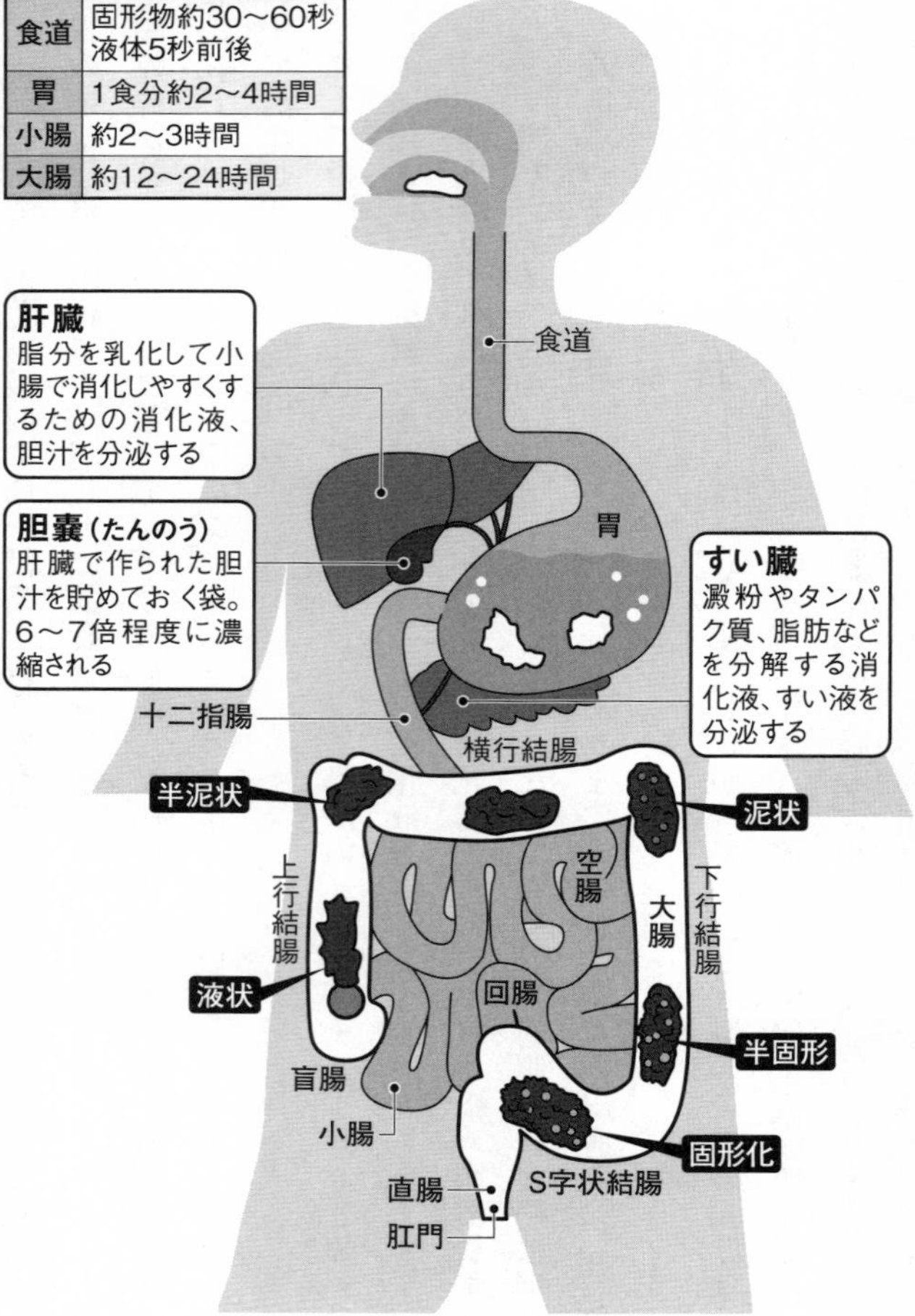

ちなみに「日本人は腸が長い」という俗説がありますが、人間は人種や食習慣が異なっても腸の長さに違いはありません。肉食動物と比べて草食動物の腸は長い傾向にある他、実験動物でのデータでは、餌の種類による腸の長さの違いが報告されているため、それを狩猟民族である欧米人と、農耕民族である日本人という単純な比較で拡大解釈してしまったのかもしれません。

さて長い小腸は、消化もするのですが、もっぱら吸収をする器官です。そのために小腸から大腸へ送り込まれるのは食物のカスと言っていいと思います。その量は一日に約六〇〇ミリリットルと言われています。

大腸でも消化と吸収の仕事をするのですが、吸収するのは水分とミネラルくらいです。また、体に必要がないマグネシウム、カルシウム、鉄を排泄したりもしますが、大腸の最も重要な仕事は、小腸から送り込まれた飲食物のカスをウンチに加工して溜めておくことです。

もう少し詳しく大腸を説明すると、小腸をぐるりと囲むようにあって、上行《じょうこう》結腸、横行《おうこう》結腸、下行《かこう》結腸、S字状結腸、直腸に分かれています。

小腸から上行結腸へと送り込まれた飲食物のカスは、すでに固形状ではなくなっていて水様です。上行結腸は水分を吸収するので、水様であったものが半泥状《はんでいじょう》になります。次の横行結腸は半泥状のものを、押し潰したりこねたりして泥状にします。下行結腸ではその水分が二〇パーセント吸収されて泥状から半固形になり、S字状結腸で固形になって、これでウンチの完成です。ウンチは最終的に直腸を通過して肛門から排泄される。これがウンチの製造工程です。

こう説明をすると、小腸は消化・吸収という複雑な仕事をしている臓器であって、大腸はウンチを作るシンプルな臓器だと思われるかもしれません。たしかに、小腸を切除してしまうと命にかかわりますが、大腸を切除しても人工肛門で生きていけます。

人間の生命の尊厳は「生きているだけでいい」と私は考えますが、だからと言って「生きていられればいい」ことにはなりません。ひとりひとりの考えや個性が違うように、身体の状態にも個人差があります。それぞれの身体がひとりひとりにある。そのことを大前提にして、誰もが「よりよく生きる」ことが幸福な人間社会だと思います。

腸内細菌の研究が進むにつれて、大腸は「よりよく生きる」ために大切な臓器だということがわかってきました。それまでは大腸なんかウンチを作る臓器だから、それがなくても死にはしないと軽視されているところがあったのですが、大腸は病気の種類がいちばん多く、また多くの病気の発生源になっていたり、身体の調子を左右する臓器だということがわかってきています。「よりよく生きる」のであれば、脳や心臓と同じように大腸も軽視しないほうがいいということです。

話の成り行きで、いきなり本書の大テーマを語ってしまいましたが、私はそのような思いを持って腸内細菌の研究をしてきました。

さて、ウンチと腸内細菌について知識を増やして考えていただくための、わかりやすい説明を続けていきたいと思います。

理想のウンチとは

では、ウンチとは、どのようなものであるのかを説明します。「食べカスの塊?」あるいは「大腸菌の塊でしょう?」とおっしゃる人がいますが、それはあまりにも大雑把な間違った認識です。

ウンチは塊状に見えるかもしれませんが、健康な人のウンチの成分は約八〇パーセントが水分です。残りの二〇パーセントが、消化と吸収されなかった食物のカス、消化液、脱落した消化器の粘膜、そして腸内細菌で構成されています。

このなかで水分と食物のカスは、毎日ウンチを観察していれば、これはたしかに水分とカスだと実感で理解できるはずですが、たとえば消化液はどういうものか、というのはかなり専門的な知識がないとわからないでしょう。

ウンチに含まれる消化液は、すい液、腸液、胆汁などで、問題になるのは胆汁です。すい液と腸液は分泌されたらそのまま素直にウンチになって排泄されます。ところが胆汁の成分である胆汁酸は、その一部が回腸の末端で吸収され、肝臓に戻り胆汁の材料としてリサイクルされるのですが、一部の胆汁酸は回腸の末端で回収されないまま大腸へ流れていき、腸内細菌によって二次胆汁酸に変えられるのです。

この二次胆汁酸は、やっかいなことに大腸がんの発症を促進する物質の代表選手です。炎症性腸疾患のクローン病や血液細胞に由来するがんの一種である悪性リンパ腫などの病気は、回腸の胆汁酸の吸収を悪くすることがあり、そうなると腸内細菌は二次胆汁酸を多く作るようになり、ウンチのなかに胆汁酸が多量に含まれるために下痢を起こします。こういう下痢が続く場合はクローン病や悪性リンパ腫が疑われるのです。

そこで腸内細菌です。胆汁酸を二次胆汁酸に変えてしまう腸内細菌は、そのやっかいな働きだけをするのではなく、ウンチ全体の品質管理をつかさどる、きわめて大切な成分です。良いウンチか、悪いウンチかを決めるのは腸内細菌なのです。

なにしろ一グラムのウンチに、六〇〇〇億個から一兆個近くの腸内細菌が含まれているのです。一回のウンチ排泄で、二〇〇グラムから三〇〇グラムのウンチが出るのが理想ですが、たとえば二〇〇グラムのウンチには少なくとも一二〇兆個以上の腸内細菌がいる。にわかには信じられないぐらいの膨大な数字でしょう。

この腸内細菌のバランスが良くて「善玉菌」が多ければ、糖質の発酵が盛んになりウンチは酸性になり、逆に「悪玉菌」が多ければタンパク質の有害物質が作られて分解が盛んになり、腐敗が進行してウンチはアルカリ性になるのです。もちろん、良いウンチとは酸性のウンチです。

良いウンチ、もっと言えば理想のウンチ像があって、次の八つの要素で分析しています。

①毎日出る。
②強く息まずに自然にストーンと出る。
③色は黄色から黄色がかった褐色。
④バナナ二～三本分程度の体積。
⑤二〇〇～三〇〇グラム程度の重さ。
⑥臭《にお》うけれど、きつい臭いではない。
⑦バナナ状から練り歯磨き状くらいの固さ。
⑧含水量八〇パーセントぐらいで便器に落ちると水中でぱっとほぐれて水に浮く。

このなかで、形や色は見ればわかりますが、重さはどうして量るのかと思われるでしょう。これはウンチをする前後に体重を量り、その差がウンチの重さになります。

ウンチの臭いと食べ物

また、臭いの話は興味をもたれる方が多いので、説明を加えますが、臭いは食べ物で変わることがあります。

若き日に、同僚のウンチを一グラムもらって培養実験をしているときに、とても良い臭いがしたことがあります。それはメロンの香りでした。そこでウンチをくれた同僚に「昨日メロンを食べただろう?」と聞いたのです。すると彼は上品ぶって「ええ四分の一ほど食べました」と言うのです。しかし四分の一どころではない、と私は思いました。なにしろウンチを希釈しても本当にメロンのいい香りがたっぷりと臭ったのです。「これはメロンを丸ごと一個食べたはずだ」と私が突っ込むと、彼は「えっ、どうしてわかるんですか」と苦笑いしたものです。しかも、その同僚が食べたメロンは一個七〇〇〇円もする高級品でした。それほどウンチの臭いは食べ物で変わります。

肉をたくさん食べる人のウンチは、くさくなる傾向にあります。肉料理を堪能した次の日のウンチは、かなり臭うものです。野菜や果物中心の食生活をしている人は、あんまり臭いません。

くさいウンチというのは腐敗臭ですから、これは腸内に悪玉菌が増えていることを知らせてくれる臭いです。腸内が正常であれば、つまり善玉菌がよく働いていれば、ウンチはそれほどくさくなりません。

ちなみにオナラがくさくなるのも悪玉菌の仕業です。オナラは口から吸い込んだ空気と腸内で発生したガスが混じったものです。健康な人でも腸内では毎日一リットル前後のガスが発生しています。これらのガスの成分は、悪玉菌が少ない場合は、窒素、二酸化炭素、水素、メタンガスなので、臭いはほとんどありません。ところが悪玉菌が多くなると、アンモニア、酸化水素、スカトール、インドール、フェノール、メチルメルカプタンなど悪臭を放つ物質が作られます。したがってオナラがくさければウンチもくさくなります。

ウンチはくさいものだと思っている人は多いのですが、ウンチの臭いは腸内細菌環境の健康を管理するバロメーターですので、ぜひ臭いを嗅ぎ分けていただきたいですね。

こうしてウンチのウンチクを書いていると、賢明なる読者のみなさんは、もうご理解いただけていると思いますが、良い悪いを言う以前に、ウンチには個性があります。

なぜならば、ひとりひとりの腸内細菌の在り様が違うからです。持って生まれた体質の違いもあるでしょうし、食生活や生活習慣の違いによって、腸内細菌の種類や比率が違います。ある人が持っている腸内細菌を持っていない人もいますし、ある種類の腸内細菌が多い人と少ない人もいます。

身体的な疲労やストレスの溜まり具合でも腸内細菌は変化しますし、個性があるからこそ、病気もさまざまに発生します。もっと具体的なことを言えば、大腸がんを患った人で再発する人と再発しない人がいます。

このようなことが腸内細菌の種類やバランスによって人さまざまに起こるのです。だから私は、多くの人たちの腸内細菌を研究してきて、ウンチとは出した人の人格そのものなのだと、つくづく思うのです。

腸内細菌のバランス

ウンチの説明で「善玉菌」と「悪玉菌」という言葉を使いました。読んで字の如《ごと》しなので、腸内細菌のなかには良い細菌と悪い細菌がいるのだと理解いただけると思いますが、もう少し詳しく説明をしておきます。

まず大前提として、ウンチに含まれる腸内細菌がすべて解明されていないことを、あらかじめ報告しておきます。腸内細菌の研究が本格化して五〇年ほどですから、まだまだ研究中です。二一世紀になってからは遺伝子レベルでの腸内細菌研究ができるようになったので、腸内細菌の全体像がおおよそ摑《つか》めるようになりました。
しかし全体像が摑めたからといって、ウンチのなかにいる腸内細菌の種類が全部わかったわけではありません。種類が判明しているのは四〇パーセント程度です。（口の中にいる細菌で判明している種類が二〇パーセント程度ですから、それと比較すればウンチのなかにいる腸内細菌の解析はかなり進んでいると言っていいでしょう）
腸内細菌の分類の研究をしてきて、いま言えることは、一般に腸内細菌のうち二〇パーセントが善玉菌で、一〇パーセントが悪玉菌。残りの七〇パーセントがよくわからない菌です。この七〇パーセントのよくわからない菌は、善玉菌が優勢なときは悪い働きをしないが、悪玉菌が優勢になると悪い働きをすると考えています。
さて、善玉菌です。これは我われの健康にとって正義の味方で、体内に侵入した伝染病などの細菌やウイルスを攻撃する免疫機能を高め、動脈硬化の原因になるコレステロールを抑制し、ビタミンB_2群やビタミンKを合成するなど大活躍をしています。もちろん腸内の環境を整える働きもしてくれます。その代表はビフィズス菌や乳酸菌などです。

一方の悪玉菌は、有害物質を作り出し、さまざまな病気を引き起こします。先ほど説明した、胆汁酸を変換して二次胆汁酸を作ることで、発がんを促進させたりするのも悪玉菌の仕業です。ウンチをくさくするのも悪玉菌で、代表格のクロストリジウムなどは腸内で腐敗を起こします。

これらの悪玉菌は誰もが腸内に持っているのですが、腸内細菌のバランスが整っていれば、悪玉菌がいくら悪さをしても病気の発症を抑止する力が働きます。善玉菌が活躍して病気にならないようにすることもあるのだけれど、もっとも重要なのはやっぱり腸内細菌のバランスなのです。腸内細菌全体のバランスがいいと、悪玉菌がいても、その悪さが腸内細菌全体の力によって抑え込まれます。

何度も書きますが、この腸内細菌の在り様は誰もが同じではないのです。ひとりひとり顔がちがうように個性があります。

母親の体内にいる赤ちゃんは無菌状態です。生まれるときに母親の産道で細菌をもらい受けます。同じように生まれる前は腸内も無菌で、生まれるときに母親の腸内細菌を受け取って世に出てきます。それが赤ちゃんの最初の腸内細菌における個性になります。そのあとは生活習慣や食習慣によって、その個性が育って、腸内細菌的な人格になっていくわけです。

ちなみに帝王切開で産道を通過しないで生まれてきた赤ちゃんは、母親の細菌をもらい受けないので、外界と接触することで細菌を身につけていきます。これもまた個性的な腸内細菌における人格です。

もちろん、その個性や人格は、自覚と努力でコントロールできる部分があります。生活習慣や食習慣をあらためることで、腸内細菌のバランスを整えることができます。

その事実を知ると、腸内が無菌のまま成長したらどうなるか、と思うでしょう。このテーマは、一八五〇年代（江戸時代末期！）に最初の議論が起きています。

その時代の科学は、腸内に細菌がいることはわかっていたのですが、どういう働きをしているのかが皆目わかっていませんでした。これは現代でもすべて解明されているわけではないのですが、当時は全く解明されていない時代でした。しかし腸内細菌がいることはわかっていたので「腸内細菌は有効か？　有害か？」という議論を科学者たちが始めました。当然、議論しても答えは出ません。でも、疑問をもって議論をすることが大切な時代でした。

やがて研究が進み、腸内細菌の代表である大腸菌や腸球菌が発見されていき、一〇〇年が過ぎた一九五〇年（昭和二五年）頃にアメリカで実験用の「無菌マウス」がつくられました。無菌ですから腸内細菌もいません。世界初の腸内細菌がいない動物がつくられて実験が開始されたのです。

その結果、無菌マウスは通常状態のマウスより一・五倍も長生きすることがわかりました。これを人間に当てはめてみると、八〇歳まで生きる人が無菌状態なら一二〇歳まで生きることが可能となります。

この実験結果だけを考えれば、体内に微生物を有する動物は長寿ではなく、その代表である腸内細菌は有害だということになります。腸内細菌の多くが有害な働きをして、短命化している可能性が高くなります。人間でいえば二〇〇〇～二五〇〇種類の細菌を体内微生物としているから、つまりこれらの細菌によって寿命が決定されていることになりましょう。そうであれば体内の細菌をコントロールすることで健康を維持し、長生きできることになります。

だけれども、無菌マウスの寿命測定と同時に、さまざまな実験が行われ、無菌であることの不利も発見されているのです。

たとえば、こういう実験が行われています。無菌マウスと通常状態マウスのどちらにもビタミンKを含まない食事を与え続けて、尻尾を切断して出血が止まるかどうかを調べました。ビタミンKは止血に関係するビタミンです。その結果は、無菌マウスの出血が止まらず、通常状態マウスの出血は止まったのです。通常状態マウスの腸内細菌がビタミンKを産生していたからです。その後の動物実験では、傷ついた細胞の造成も腸内細菌によって刺激され促進していることが判明しています。

要するに、たとえばAという腸内細菌によって有害物質がつくり出されているけれど、一方でその有害物質を利用して自分の成育に必要な物質に変えてしまう腸内細菌もいるということで、つまりは良い働きをする腸内細菌もいれば、悪い働きをする腸内細菌もいて、そのバランスが腸内環境をコントロールしているということになります。

この結論は平凡なものだと思われるでしょうが、それが科学的にだいたいわかるまで一五〇年ほどの時間が人類には必要だったのです。

ウンチ・フィールドワーク

毎日、ウンチを分析し、ウンチについて学ぶ生活は、いまも続いていますが、ウンチ集めのフィールドワークをやっていた時期は大変に勉強になりました。

ウンチを集めに行くわけですが、そのウンチをくれる人が、どんなところで、どのような生活をし、いかなる食習慣があるのかを、実際に現地を訪れて見て知ることは研究者にとって大事な経験です。

最初のフィールドワークは、一九七〇年代後半に、光岡知足博士に連れられて行った山梨県上野原《うえのはら》町棡原《ゆずりはら》でした。現在の上野原市棡原です。

棡原は病気や寝たきりのお年寄りがまったくいない集落で「驚異の長寿村」と呼ばれていました。

当時は、クルマで乗り付ける道がありませんでしたので、途中からは徒歩で山道を歩かなければならない深い山間部の集落でした。日常生活が山道を歩くことで営まれている集落なのです。生活するだけで足腰が自然に鍛えられる環境でした。

棡原の人びとの日常食を調べると、自家栽培の旬の野菜類や芋類が食卓にずらりと並び、主食は白米ではなく粟《あわ》や稗《ひえ》の雑穀類で、うどんもよく食べていました。海に面していないので魚介類を食べることは少なく、動物の肉もほとんど食べないので、動物性タンパク質はめったに口にしないのです。納豆やヨーグルトやキムチといった発酵食品も日常食にはありません。要するに食物繊維ばかりの日常食でした。野菜と肉をバランスよく摂り発酵食品も食べましょうという現代の感覚からみれば、これは食物繊維に偏った日常食です。

ところが、お年寄りたちは、みなさんが快食快便で健康長寿なのです。ウンチを頂戴《ちょうだい》して分析してみると、善玉菌のビフィズス菌が多く、悪玉菌のウェルシュ菌が少ない。みなさん実年齢より二〇歳から三〇歳も若い腸内環境でした。

私たちの調査結果は、棡原のお年寄りたちの快食快便の健康長寿は、食物繊維たっぷりの日常食の恩恵だけではないというものでした。足腰といった下半身の筋肉が鍛えられていると、腹まわりの筋肉が腸を刺激して便通を促すばかりか、ウンチを押し出す力があり、この力が健康長寿の要になっていたのです。こういう研究結果は、現地におけるフィールドワークをしなければ、解明できなかったでしょう。

ウンチをめぐる検査官との交渉

私たちは、このようなフィールドワークを世界中の町や村で行っていたのです。がん患者や潰瘍性大腸炎患者のウンチをいただくために全国の病院へも行きました。縁があれば、カナダのトロントまで飛んで行ってウンチをいただき、パプアニューギニア高地人のウンチがもらえると聞けば共同研究仲間の大学の先生に受け取りに行ってもらい、フィンランドの母子のウンチやリトアニアの中年女性のウンチは空輸しました。

忘れられないのは二〇〇一年（平成一三年）九月一一日の中国は広州空港（広州白雲国際空港）でのエピソードです。この日は、そうです。同時多発テロ「9・11」の日でした。アメリカと文明の衝突を起こしていたイスラムのゲリラが、アメリカ国内で四機の民間航空機を乗っ取り、ニューヨークのワールドトレードセンター・ツインタワービルとアメリカ国防総省本庁舎ペンタゴンに、それぞれ激突させて（四機のうち一機は墜落）約三〇〇〇人の人びとが亡くなり、六〇〇〇人以上の人びとが負傷するという、悲しくも世界を揺るがす歴史的事件が起きた日でした。

その日、私は中国・広州の人びとの三六〇人分のウンチを日本へ運ぶために、広州空港から飛び立とうとしていたのです。大半のウンチは機内の貨物室に預けましたが、とくに貴重な三〇人分のウンチは手荷物で客席に持ち込むつもりでした。

ところが「9・11」のテロが勃発《ぼっぱつ》したために、世界中の国際空港に緊急厳戒態勢がしかれたのです。広州空港もその例外ではありませんでした。しかも、どういうわけか日本への帰国便に乗ろうとしていた私は、アメリカ行きの便の乗客の群れにまぎれ込んでしまったのです。そのとき私はアメリカで何が起きているのか知りませんでしたが、とにかく何度も手荷物検査されるのです。

何度目かの検査のとき、ついに「中を開けて見せろ」ということになりました。開けて見せてもよかったのですが、厳重に蓋をしたウンチの入った容器を開けて見せるのは一仕事になりますし、それがウンチだということを理解してくれない可能性も高いですから、開けて見せると、もっとややこしいことになると判断しました。ウンチを大切そうに持って国際線に乗る男が、この世にはいるのだということを理解してくれる人はそうそういないでしょう。とにかくここは説明だけで逃れるのが得策です。検査官が興奮しないように、わかりやすい英語で丁寧に説明して、何とか難を逃れることができました。

しかし何度説明してもわかってもらえないときがあります。ある国の空港では、ウンチの入っていない容器の溶液を、私は検査官の目の前で飲んで見せたことがあります。人体に影響がまったくないことを私は涼しい顔で証明したのです。もちろん荷物検査は、その瞬間に終わりました。

さて、私にとって広州の人びとのウンチが、なぜ大切であったのか。広州は中国広しといえども「食は広州にあり」と言われるような土地柄なのですが、肝臓がんのリスクが世界でいちばん高い土地でもあります。全世界の肝臓がんによる死亡者の六〇パーセントから七〇パーセントが中国人で、なかでも広州は中国全土の肝臓がん死亡者の四〇パーセントを占めていました。

その原因は、いくつかあるのですが、ひとつ大きいと考えられるのは、多くの美味しい食材が集まり備蓄され、温暖な気候が災いしてそれらの食材がカビ毒（アフラトキシン）に汚染されることです。これが肝臓がんを引き起こしている可能性がありました。

このような広州で私たちは、この土地に五年以上住んでいる大学生九〇人を含む合計三六〇人のウンチを六か月間にわたって採集していたのです。研究テーマは、肝臓がんと腸内細菌の関係を分析することと、肝臓がんになるリスクが高い人たちに対してカビ毒を減少させる乳酸菌株がどのような働きをするのかを研究することでした。

このような長期的で特別なフィールドワークをしたウンチを、私は日本へ運ぼうとしていたのです。「9・11」のテロの余波をくって、大切なウンチの運搬に支障があってはならぬと緊張しながら、手荷物検査官と交渉し説明を続けた、この二〇〇一年の広州空港でのエピソードは忘れることができません。

自然界で人間だけが便秘

ウンチを集めて分析し、腸内細菌を研究して、そのフィールドワークをやってくると、まさにぶち当たる大テーマは「便秘」です。

便秘は腸内環境を悪化させる最大の原因であり、また便秘に悩まされている人は実に多い。便秘は悪玉菌の増殖を許し、さまざまな弊害を引き起こし、健康に悪影響を与えます。

動物のなかでも便秘をするのは人間だけでしょう。野生動物はウンチを溜め込むと体臭が強くなるので天敵に狙われやすくなり、鳥は体重が重くなって飛べなくなるからです。

また排便行為中は無防備状態になり、天敵に襲われる確率が高くなるので便秘をしていられません。

医学的には、ウンチの排泄が三日間なければ便秘です。ただ、症状としてはそうでしょうが、そこには大きな個人差があります。毎朝きちんとウンチが出ていた人が、それが出なくなったりすると、その日一日、気分が晴れず調子が出ないでしょう。肩凝りがするという人もいます。わりと精神的神経的なことが関連し影響しているようです。

一方、便秘症の人は週に一度しかウンチをしないことが習慣になっている人さえいます。毎日ウンチをする人たちが聞けば信じられないような便秘ですが、この便秘習慣に心当たりがある人は少なくないはずです。

便秘とは何か。どういう便秘症があるのか。主に次の四つのパターンに分類できます。

その一は「弛緩《しかん》性便秘」です。

ひと口で言えば、ウンチをするための筋肉の力が低下して起こる便秘です。

腸管は外側の大部分が筋肉で、この筋肉が蠕動《ぜんどう》運動をして、腸内にあるものを先へさきへと送っていきます。蠕動運動とは簡単に言えば、腸管が伸びたり縮んだり、うごめいたりする運動です。

この腸の筋肉の蠕動運動をつかさどるのは体の深部にある筋肉、すなわち大腰筋《だいようきん》、小腰筋《しょうようきん》、腸骨筋《ちょうこつきん》といった腸腰筋《ちょうようきん》で、最近の言葉で言えばインナーマッスルです。ウンチをするときグッと力んで腹圧をかけますが、そのときに筋力を出す筋肉です。

これらの筋肉の筋力が低下することによって起きるのが、弛緩性便秘です。

私は弛緩性便秘の説明をするときに、歯磨き粉のチューブを例にします。チューブから歯磨き粉を無駄なくすっかりしぼり出すためには、チューブの底から出口へ向かって、丹念に押し出していくでしょう。このチューブを押し出していく力が弱くなって歯磨き粉が順調に出ていかないことをイメージすると、弛緩性便秘がわかりやすいからです。

筋肉の病気ではない場合、筋力が低下する原因はおおむね運動不足です。ウンチをするための筋肉が弱くなっているのです。

弛緩性便秘の人は、便意があり、ウンチが出ないわけではないけれど、下腹部に満腸感や残便感があって、すっきりと出た感じがしない、と表現する人が多いです。

散歩など軽い運動でもいいですから、体を動かすことを積み重ねてインナーマッスルを鍛え、弛緩性便秘を改善したいものです。

その二は「痙攣《けいれん》性便秘」です。

体を制御する自律神経の働きが乱れて起こる便秘です。

痙攣性便秘の人は、お腹が張った感じや痛みを覚えるという症状があります。排便があったときは、ウンチの量が少なく、ウサギのウンチのようなコロコロとした丸いウンチになる傾向がある。便秘に悩んでいると思ったら、いきなり下痢をすることもあります。

自律神経が乱れると、七・五〜八・五メートルある長い腸管の筋肉のどこかで痙攣が起こることがあります。これが便秘の原因になり得るのです。痙攣は筋肉が収縮したままになることです。痙攣を起こした部分は正常な蠕動運動ができませんし、腸管が狭くなり、ウンチがスムーズに進めなくなります。まさに便秘です。

自律神経は自分の意志でコントロールできない神経です。その意味で痙攣性便秘はやっかいな便秘です。

自律神経の乱れはストレスが原因のひとつですから、自分の心身に向かい合って、意識的にストレスを溜め込まずに発散させていく必要があります。朝昼晩と規則正しく適量の食事をとり、散歩などで身体を動かし、なるべく健康的な生活を心がける。

それができれば苦労はしないという話になってしまうのが、痙攣性便秘のせつないところです。

その三は「直腸性便秘」です。

私は「我慢が招く便秘」と名づけています。ウンチがしたいと思っても我慢してしまうときがあるでしょう。朝の時間がないときとか外出先とか、便意を感じても我慢してしまう。こうしたウンチの習慣そのものが直腸性便秘の原因になります。また、下剤や浣腸などに頼り切った排便習慣も直腸性便秘を招きます。

ウンチがしたいなと感じるときは、ウンチが直腸内に入ってきたときです。このとき「直腸肛門反射」が起こります。これはウンチが直腸に入ることで、直腸の壁を伸ばし、これが刺激となって、肛門をとり囲んで締めている筋肉がゆるみ、ウンチを出してくれるというサインを出す反射のことです。

ところがこの直腸肛門反射は、一過性なのです。しばらく時間がすぎると反射がおさまってしまう。つまり便意がなくなるのです。これは誰しもが経験していることだと思いますが、ウンチを我慢していたら、いつの間にか便意を感じなくなる。しかしこういう我慢を繰り返していると、直腸の感受性が低下して、直腸肛門反射が小さくなってしまうか感じなくなるので便秘になってしまうのです。

一日に何回ウンチをするのか、という話は家族や友だちの間でそうそうする話ではないでしょうが、一日に数回ウンチをする人は珍しくありません。ちなみに私は一日二回です。ウンチはしたい時にするものです。そうすれば直腸性便秘にならないで済みます。

その四は「食事性便秘」です。

この便秘は「ダイエット性便秘」と呼んでもいいと思います。

食べ物の摂取量が少ないと、結果としてウンチの量も減るため、大腸の蠕動運動が活発にならず、便意が起こらなくなり便秘になるからです。

口で食べた物が、食道を経過して、食べ物が胃に入ると、胃がふくらみ、「胃結腸反射」が起こります。胃から大腸に信号が送られ、大腸は信号によって反射的に収縮し、ウンチを直腸に送り出そうとする反射です。要するに、食事をするということは、便意をもよおすきっかけになるのです。だから、食事の量が少なすぎたり、不規則に食事をしたりすると、排便のリズムが乱れて便秘になります。

ダイエットをするときには、この食事性便秘に気をつける必要があることは言うまでもないでしょう。せっかくダイエットするのですから、便秘にならないように、戦略的に考えて合理的に痩《や》せてください。

またダイエットするときは、ウンチの材料となる食物繊維をしっかり食べて、脂肪の摂取も減らしすぎないようにしないと、食事性便秘に悩まされることにもなります。

ダイエットは夢をもたらしてくれるのですが、そのやり方を間違えると便秘になって、腸内環境を悪化させ、体調不良になったり病気になったりする危険性があります。だから少しずつ食事制限や運動などにトライして、自分にぴったりと合ったダイエット方法を身につけるしかないのです。これは回り道の遠回りに思えるでしょうが、私はこれぞ安全性が高い近道だと思います。

便秘症を治すためには、食習慣の改善と運動をして腸管の運動力を上げるという根本的な方法をとってください。便秘を解消するための飲み薬は、たしかに即効性がありますが、その多くは大腸での水分の吸収を阻害して下痢状態をつくる薬です。腸管そのものに刺激を与える飲み薬もありますが、どちらにせよ神経系統にも働く薬であり、飲み続けると麻痺してくるので、より強い薬を求めることになります。

薬で便秘を解消していると腸管の運動力が弱まる一方になるので、ますます便秘症がひどくなってしまいます。薬だけに頼る便秘解消は誤った方法だとお伝えしておきます。

なぜか信じたくなる宿便の存在

講演会などで便秘の話をすると、必ずと言っていいほど、こういう質問をされます。

「宿便を出すと健康にいいと聞きますが、これは本当ですか？」

たしかに宿便という言葉はあります。『広辞苑』など日本語辞典にも載っていて「腸内に長く溜まっていた便」と説明しています。もっと具体的に「便秘で腸内に長く留まっている便」とか、便秘による「滞留便」だと説明している辞典もあります。要するに宿便とは便秘で腸内に溜まっているウンチのことです。

ところが、宿便について関心がある人のイメージは、ちょっと違うのです。腸管の内壁には粘膜がヒダヒダというかデコボコというかブツブツ状になっていると認識されているようです。これは大きく間違った認識ではないのですが、そのヒダヒダとかデコボコとかブツブツの隙間にウンチが溜まり込んでいると誤解し、これが宿便であると間違った理解をされています。この宿便だと思われているウンチが、通常の排泄では出ずに、常に腸内の隙間にこびりついているというわけです。この宿便を出すと、腸内がすっきりして、腸がより健康的に働くと考えているのでしょう。

だけれども、こういう質問をされたとき、私は「あなたが思っていらっしゃるような宿便は存在しません。あり得ないものなのです」と答えます。そうすると「そんな頭ごなしに言わなくてもいいじゃあないですか」という顔をされるときもありますが、ないものはないのだからしょうがないのです。

この宿便のイメージは、人気があるというか信じたくなる話のひとつだと思います。私も腸内細菌を研究していなかったら、宿便があると思い込んだかもしれない。そのぐらい宿便の誤ったイメージは、ありそうな話に聞こえるのです。断食をして宿便を出したなどという話を聞くと、宿便が出たらいかにもすっきりするだろうと思ってしまうのでしょう。

しかし、小腸の粘膜は三日毎に再生されている。つまり腸壁から古い粘膜がはがれてウンチになって排泄され、新しい粘膜がどんどん増殖しています。だから宿便がこびりつくはずがないのです。

便秘をしたら腸内にウンチが溜まります。それが宿便です。便秘をしていない人には宿便がありません。

研究姿勢が試されるとき

便秘症の人のウンチは、もちろん私にとって重要な研究対象です。さまざまな便秘症の人のウンチを何とかして集め分析してきました。しかし、便秘症のウンチを集めるのはひと苦労です。

そもそも便秘症の人を探すことさえ難しい。普通「私は便秘症です」と自分から言う人は、まずいません。仕事やプライベートで出会った人に「便秘症ですか？」と質問するのも、質問するタイミングをよく考えないと、相手の気分を損なうことになりかねません。

「あなたのウンチを私にください」と言われて、便秘症であろうがなかろうが「はい、どうぞ」と答える人は決して多くないはずです。恥ずかしいというか、そういうことをしたくないと気おくれするものです。ハラスメントだと思われる人がいても当然だと思います。私だってウンチの研究をしていなければ、素直に「はい」と言えるかどうかわかりません。

ウンチをするのは自然なことです。生命を維持するのに必要な行為で、生まれてから死ぬまでウンチをする。だけれどウンチを愛している人は少なく、ウンチはできるだけ早く文字通り水に流してしまいたいものです。

「排泄行為は恥ずかしい」とか「ウンチは汚い」というのは思い込みにすぎないのですが、この「常識」を多くの人が持っています。

したがってウンチの提供をお願いするときは、大袈裟《おおげさ》ではなくウンチ研究者としての私が試されるときだとさえ思います。研究目的をわかりやすい言葉でお伝えして、世のため人のためになる研究ですから「ぜひ、ご協力をお願いします」と言うわけですが、その私の姿勢が問われるわけです。研究の真意と私の情熱を理解してもらわなければならないからです。またウンチは個人情報の塊なので、ウンチ提供者からは必ず、個人情報保護法に基づいた同意書にサインをいただいています。

そのような苦労のすえに手に入れた貴重で希少なウンチがありました。

一か月ぐらいウンチが出ないときがあるという重篤な便秘症の女子学生のウンチでした。この人の便秘症は、極端な偏食が原因だと推測できました。何しろ普通のご飯を食べないで、スナック菓子とペットボトル飲料だけを摂取しているのです。

縁があって彼女のウンチを提供してもらったのですが、そのウンチは二週間の便秘が続いたあと、下剤を使って排泄したウンチでした。

容器に入って届けられたウンチを分析しようと、容器の蓋《ふた》を開けたとたん、強烈な臭《にお》いが研究室に漂いました。ウンチの臭いに慣れている研究スタッフの全員が研究室から退散するほどの強烈さでした。鼻を刺激するだけではなく目まで刺激して涙を流すスタッフもいたほどです。この強烈な臭いは忘れることができません。ちなみにウンチやオナラが特別にくさいときは腸内細菌のバランスが狂っているときです。

しかし、こういうときほど私の研究者魂は燃え、提供者への感謝の気持ちが高まります。さっそく分析を開始しました。

人間のウンチはたいていpH六・二〜六・八の弱酸性なのですが、この人のウンチはpH八・三で完全なアルカリ性です。肉食の動物のウンチに近い値でした。こういう人間のウンチを知らなかったので驚きました。腸内細菌を調べると善玉菌の代表であるビフィズス菌が検出されないのです。これもめったにないことで驚くほかありません。腸内細菌のバランスが完全におかしくなっていたのです。

この提供者はただちに食習慣を改善しないと、大きな病気にかかる可能性がますます増加するでしょうが、とても希少なウンチで、大変に勉強になりました。

極端な偏食といえば、土だけを食べる五〇代の女性のウンチを分析したことがあります。バルト三国のリトアニアの方で、日本のテレビ局がこの人の噂《うわさ》を聞きつけて取材に行き、私にウンチを提供してくれたのです。脳腫瘍と診断されたのを機に、なぜか土を食べるようになった彼女は、パンを主食とする家族とともにテーブルを囲んでたしかに土を食べていました。日本人のレポーターが試しに、その土を食べていましたが、すぐに吐き出していたので、不味いどころではなく食べられない味と食感だったのでしょう。土を食べることを精神的に拒否したということもあると思います。

しかし、土を食べることは、この人にとってごく自然なことなのか、リトアニアの大学病院で健康診断をしたところ、ごく普通に健康だったのです。どこにも異常は見出されませんでした。

彼女のウンチを分析してみると、理想的なウンチの半分しか水分含量がないのです。水分は約四〇パーセントで、これは便秘症の人のウンチと同じなのですが、この人は便秘症ではなく、快食快便でした。腸内細菌を調べると、珍しい細菌ばかりが検出されましたが、この人は健康なのですから、腸内細菌のバランスがそれなりに整っているのだと思いました。ただ、このウンチもいままで嗅いだことがない強烈な臭いでした。

肉だけを食べ続けたら……

腸内細菌のバランスを良好にするためには、意識的に食習慣を考え直して実行してくださいと私は言いますが、これは長年親しんできた食習慣を変えることであり、食べ物の好き嫌いもあって、簡単なことではないと悟ったことがあります。

三〇代の血気盛んな頃に自分の体を使って人体実験をやったときのことです。「あなたのウンチを私にください」と人様に頼んでいるばかりではなく、体を張って体験的な実験をするべきだと考えたからです。七〇歳を超えたいまにして思えば、いかにも若き研究者らしい粋がった発想です。この人体実験を面白がった同僚たちも参加してくれました。

その実験とは「一日に一・五キログラムの肉だけを四〇日間食べ続けてウンチの変化を分析する」というものです。すなわち、大腸がんの原因を知るために、自ら高脂肪食を中心とした食生活を送ることで、年間一〇〇キログラム以上の肉類を摂取している米国人並みの腸内環境を一時的に創出するための人体実験でした。上司に提案すると了承が得られ、食べ続ける肉を買うために二〇〇万円を費やしました。

こうして朝は四〇〇グラムのハムやソーセージを食べ、昼と夜はそれぞれ五〇〇～六〇〇グラムの肉を食べる生活がスタートしたのです。米や野菜、果物はいっさい食べないという過剰な条件つきでした。

ところが二〇日間がすぎたあたりで、同僚たちは次々と脱落していったのです。やっぱり肉だけを食べ続ける食生活の苦痛に耐えられないわけです。

偏食で身体の調子がわるくなり、肉食に飽きて、嫌になってしまって、食欲が湧かなくなるのは当然の話です。もし肉だけを食べることで腸内細菌のバランスが良好になるとしても、それを続けることは苦痛でしかなかったのでしょう。食生活を変化させるのは、それほど至難だということを身をもって理解しました。人間は好きな物をいろいろと食べるという楽しみを精神的にも肉体的にも放棄できないのです。

しかし私ひとり、「肉だけを食べ続ける四〇日間」を貫徹《かんてつ》したのです。それは私が人一倍研究熱心だったからではありません。私はもともと野菜嫌いの肉好きという偏食だったし、凝り性のやりたがり屋ですから、肉だけを食べ続ける人体実験は苦痛ではなく、むしろ肉を腹一杯食べ続けることに、どこかで喜びを感じていたのでしょう。

その意味でも食事をすることは、食欲を満たし栄養を摂取するだけではなく、快楽という要素が大きいのだと悟りました。食欲という欲と食べる快楽がひとつになっているのですから、食習慣を変えろと言われても、なかなか変えられないのが人情だとつくづく思い知らされました。

さて、肉だけを腹一杯食べ続けた私の身体は、どうなっていったでしょう。実験を開始してから日が経つに連れ、自覚できるほどの変化があらわれてきました。まず、皮膚が脂ぎってきました。そして体臭がきつくなる。これはいい気分になれない変化です。肉体的にパワフル傾向になるのはいいのですが、熟睡しても疲労が残っている感じがつきまとい、体が重くなったような気がするのです。ただ、私の場合は便秘にはなりませんでした。

毎日ウンチを観察して分析したところ、とくに色の変化には激しいものがありました。黄褐色であった私のウンチは日に日に黒ずんでいき、最終的にタールのような黒褐色になった。そして一日に一・五キロの肉を食べているというのにウンチの量も減っていくのです。臭いの変化も激しかった。だんだんとくさくなり、トイレの個室にいるのが辛いと思うほどの臭いになり、四〇日目あたりになると肉が腐ったような強烈な臭いがしました。

腸内細菌のバランスは、もちろん悪化します。二〇パーセントあった善玉菌のビフィズス菌は四分の一も減って、一五パーセントになりました。その代わりに悪玉菌のクロストリジウム属などが一〇パーセントから一八パーセントに増えてしまったのです。二倍ちかくに増えるとは実に大きな変化です。弱酸性だった私のウンチは、肉食獣のウンチ並みのpH七・六のアルカリ性に変化していました。肉一辺倒の四〇日間は、体調不良を引き起こし、腸内環境のバランスを崩し、病気の温床を作るものでした。

この人体実験では、ウンチについてはだいたい予測していたとおりの分析結果になりましたが、食べることの人間的意味を深く考え、食習慣を変えることの難しさを悟るという想定外の成果がありました。

ウンチは食べ物で変化する。つまりウンチは単独で存在するのではなく、その人の食習慣つまりは人生観とともに存在する。やはり食習慣とウンチは全人格をあらわすものでした。そのことを身をもって知ったのです。

通り過ぎてゆく乳酸菌

食習慣の話になったので、そのことに関するエピソードをひとつ紹介しましょう。

ウンチの分析にあけくれて研究テクニックを磨いていた時代に、とても素朴で良い質問を受けたことがありました。いまから四〇年も昔の一九八〇年（昭和五五年）頃の話です。

「腸内細菌の研究はまだ始まったばかりで、人類にとっては未知の科学分野です。ほとんどわかっていないと言っていいぐらい、研究されていないのです」

私が、その頃いつも言っていたような話をしていたら、聞いていた人が不思議そうな顔をして、こう質問したのです。その人は腸内細菌はもちろん、自然科学に関わりのない人でしたが、素朴ゆえに鋭い質問をしました。

「ヨーグルトを食べると腸内環境が良くなると聞いて食べる人が多くなりました。これは昔からヨーグルトを食べていた地域に健康な人が多くいたのでしょうが、現代においても腸内細菌についてよくわかっていないというのに、なぜヨーグルトで腸内環境が良くなるとわかったのですか」

なるほど、こういう疑問があるのか、と私は思いました。

発酵乳酸菌のヨーグルトを食べると不老長寿になるという説を強く唱えたのは、一九世紀から二〇世紀初頭にかけてフランス科学界で活躍したイリア・イリイチ・メチニコフというロシア生まれの科学者です。ヨーグルトとは関係ない別の微生物の研究でノーベル生理・医学賞を受賞しています。

このメチニコフがブルガリアへ旅行したときに、その地ではヨーグルトを食べる食習慣があり、健康長寿者が多くいることを知るわけです。それでメチニコフは考えて、ヨーグルト不老長寿説を言い出しました。これがきっかけでヨーロッパでヨーグルトを自覚的に食べる食習慣ができたのです。このノーベル賞学者が主張した説がとても有名になって現代にも伝わっています。

私もさすがにメチニコフはすごいことを主張したものだと思います。医薬品で腸内環境を整えるのではなく、食品で健康を維持するという発想は人間の生活の本質を突いているから、そこに哲学がなければ主張できないと思います。

しかしメチニコフといえども腸内細菌を研究し尽くして主張した説ではないのです。当時、ヨーグルトを食べると腸内環境のバランスが良くなることを科学的に証明できなかったからです。だからひとつの説が「発想」されたということにすぎません。

もうひとつ言うと、メチニコフの学説では、ヨーグルトを食べると乳酸菌が腸内に定着して腸内環境が改善すると考えられていたのですが、これは間違っていました。科学的に証明されたのは、ヨーグルトの乳酸菌は消化器を通過していくだけだということです。定着つまり棲みついたりはしないのです。ただし通過していく過程で、腸に棲みついている常在菌であるビフィズス菌などを活性化して、雑菌を抑制したりする働きをして腸内環境を整えるのです。ヨーグルトの乳酸菌は通過していくだけの助っ人みたいな働きをする。そのことが科学的に判明したのは一九九〇年代になってからです。

このメチニコフのヨーグルト学説と同じように、素朴な疑問の対象となるのが乳酸菌飲料・ヤクルトです。

「一九七〇年代でも腸内細菌はまったくと言っていいほど研究が進んでいなかったとおっしゃいますが、日本人はヤクルトを飲んで腸内環境のバランスを良くしてきた歴史がありますよ。これはなぜですか」

ヤクルトが発売されたのは一九三五年（昭和一〇年）ですから、八五年以上もの長い歴史があります。ヤクルトは京都大学の代田稔《しろたみのる》先生が発見された乳酸菌のひとつであるラクトバチルス・カゼイ・シロタ株を含有した、健康維持の機能がある乳酸菌飲料です。

代田先生は、動物実験でヤクルトの健康長寿機能を確認しています。腸内環境のメカニズムがよくわかっていない時代でしたが、これも独学による信念のある研究でした。

この発想も日々の食習慣にヤクルトをプラスしていくという、医薬品に頼らない健康長寿の考え方です。

つまりヨーグルトも乳酸菌飲料も、食習慣を改善する食品だから、医薬品に絶対的に必要な科学的根拠が判明していなくても実用性が証明できていれば問題ないわけです。だから一〇〇年前の腸内細菌がよくわかっていない時代に健康食品として登場してきて現代まで愛好され続けているのです。

ところで私は一〇〇年前は腸内細菌の研究が進んでいなくて、よくわからない時代だったと言いすぎているかもしれません。なにしろ現在だって、腸内細菌についてわかっていないことが山のようにあるわけで、正確に言うならば一〇〇年前より少しは腸内細菌の研究が進んでわかってきた現在、と書いた方がいいのでしょう。

そしてもうひとつ正確さを期すならば、たとえばヨーグルトを食べている健康長寿の人たちがいたなら、その人たちは食物繊維をたっぷりと含んだ食材もよく摂っているし、ごく自然に足腰が鍛えられるような日常生活を営んでいるものです。ヨーグルトを食べさえすれば健康長寿になれるわけでは決してないのです。この誤解だけはなさらぬよう切にお願い申し上げる次第です。

第二章　二一世紀は腸の時代

「セカンド・ブレイン」の指摘

腸内細菌の研究に取り組み熱中しているうちに、あっという間に二〇年ほどがすぎて、もうそろそろ二〇世紀が終わるな、と意識する時代になりました。

世紀末から新世紀へ時間が流れていく時代を経験したことがないので、どんなことが起こり、いかなる気持ちになるのだろうと思っていましたが、案外ごく普通に時間が進んでいくものだと思いました。しかし、腸の研究においては、私の胸を躍らせるような主張が登場したのです。

それが「腸は第二の脳である」でした。

「セカンド・ブレイン」というわけです。この言葉と研究はアメリカの解剖学者であるマイケル・D・ガーション博士が、文字通り『セカンドブレイン』という本を書いて主張したのです。

多くの人にとっては突飛な主張だったでしょうが、私にとっては実感そのものでした。

私は腸内細菌の生態と分類に熱心に取り組んでいましたが、腸内細菌だけ研究していればいいというわけではなく、やはり腸全体の知識を学ばなければなりません。そして腸について学べば学ぶほど、たしかに腸は、状況を認識し、判断して、みずから動くことができる臓器だと思いました。それまでは脳の指示が腸へ届き、腸が働いているのだと思われていて、もちろん現実にそれはあるのですが、むしろ腸が独自で動くことの方がはるかに多いのです。しかも、反対に腸から脳へと指示を送っていることも少なくないのです。

しかしながら多くの人にとって、やっぱり腸は食べ物を消化し吸収して、ウンチを作る臓器という実感が強いのです。それは腸についての研究が進んでいなくて、私たちが腸の正体を知らなかったからにほかなりません。

たとえば腸は、人体のなかで最大の免疫臓器です。免疫とは体を病気から守る機構です。私たちは日常生活のなかで、食べ物や空気と共に細菌やウイルスなど多くの病原体を体内に取り込んでいますが、その病原体をやっつけて体を守る免疫系のリンパ球は、その六〇パーセントが腸に集まっています。

要するに腸は免疫系の主戦場なのです。腸の具合がわるくなれば免疫系の働きが弱まり、病原体を原因とする病気に弱くなるわけです。

あるいは腸は、人体のなかで最大のホルモン生産器官です。ホルモンを作っているのは人体のさまざまな部位ですが、もっとも多く作っているのは腸なのです。ホルモンは血液などの体液を介して体内を循環して、すべての細胞の活動を活性化したり調整する物質です。

さらにもうひとつ、腸には人体のなかで最大の末梢《まっしょう》神経があります。腸には首から下にある末梢神経の五〇パーセント以上が集合しています。よく知られている末梢神経の働きは、情報伝達です。たとえば体のどこかを何かにぶつけたとき、痛いと末梢神経が知覚してその情報を脳へ送り、脳が認識と判断をし、末梢神経を通じて指令をくだすことで、痛いところを引っこめたり、反対の手でおさえたりする動作が起こります。

それだけではなく末梢神経には、自律神経も含まれているのです。自律神経はさまざまな臓器や器官の働きを自動的に調整しています。自動的ですから、自律神経はみずから認識し、判断し、調整する。こういう神経が腸に集まっているのです。

こうしたことがわかってきたので、腸を「第二の脳」と呼ぶのは突飛な話ではなくなりました。この「第二」であることは、腸にある神経細胞の数をみてもわかります。

脳の大脳には数百億個の神経細胞があり、小脳の神経細胞は約一〇〇〇億個です。腸の神経細胞は約一億個ですので、それらと比べると少ないと思われるかもしれませんが、それでも脊髄《せきずい》と同じぐらいの数になります。また脳と脊髄はセットで中枢神経系と呼ばれ、体のさまざまな働きをコントロールしています。この中枢神経系の次に、多くの神経細胞が集合する腸は、まさに「第二の脳」というわけです。

では、そのことを理解するために、まずは腸についてかんたんに説明しておきましょう。

高い柔軟性をもつ臓器

前章でも述べたように、人体で「腸」と呼ばれている消化器は、小腸と大腸に大きく分けられます。さらに腸を詳しく区分すると、胃に直結している小腸には十二指腸、空腸、回腸があり、小腸から続く大腸には盲腸、結腸、直腸があります。

盲腸の働きはすでに退化しているので、大腸で主に働いているのは結腸で、結腸は上行結腸、横行結腸、下行結腸、S字状結腸の四つに区分されていて、S字状結腸から直腸へ、直腸は肛門へとつながり、ウンチが体外へ排出されます。

さて、まずは小腸です。胃で消化された食べ物を、さらに消化し栄養分を吸収するとい

小腸の内表面

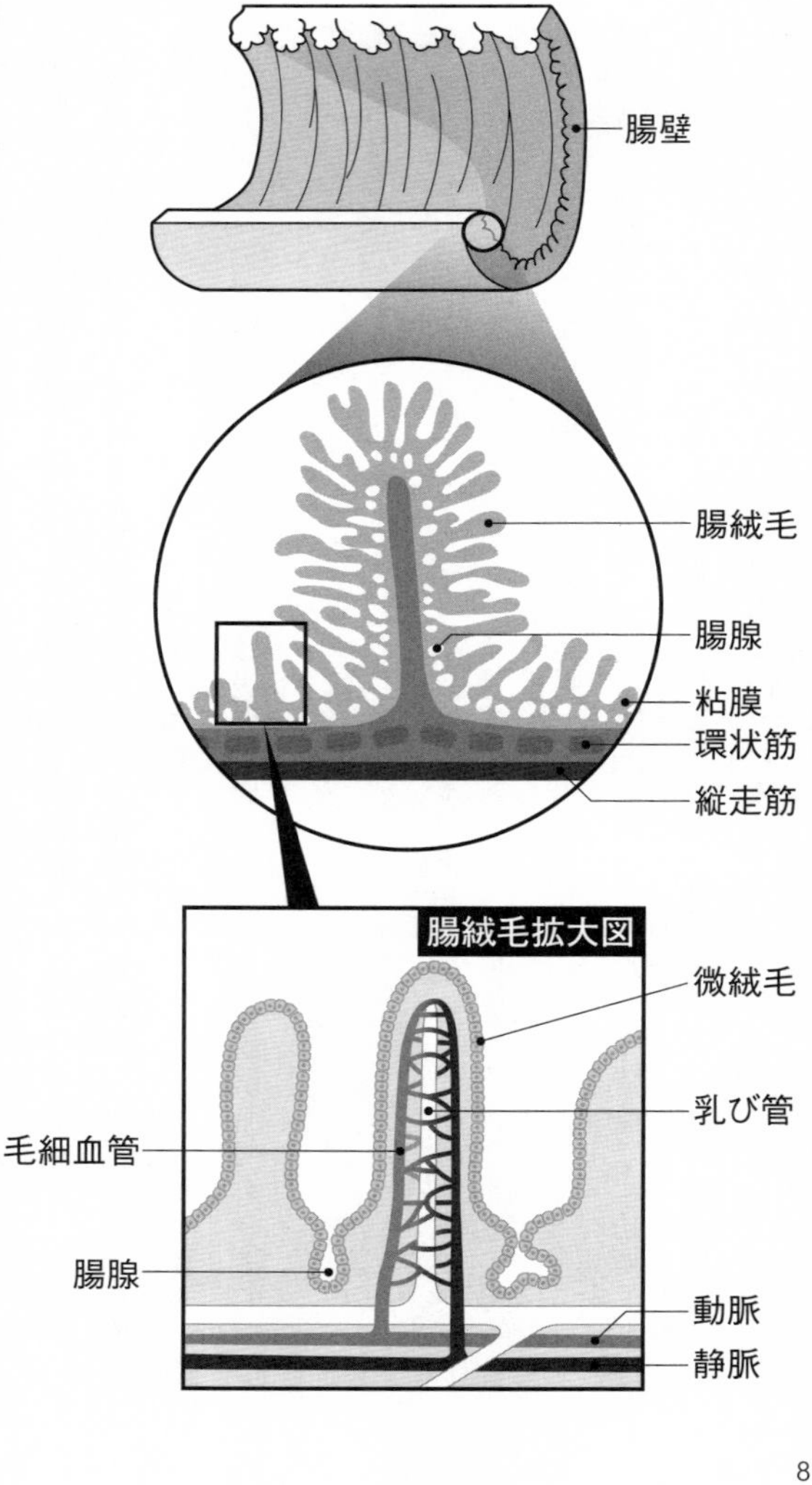
腸壁
腸絨毛
腸腺
粘膜
環状筋
縦走筋
腸絨毛拡大図
微絨毛
乳び管
毛細血管
腸腺
動脈
静脈

う、生きるためのエネルギーを摂取する役割があるので、たいへん防御の堅い臓器です。脳は丈夫な頭蓋骨で守られていますが、小腸もまた大腸に囲まれるように守られています。より安全性の高い場所であるお腹の真ん中にあり、さらにそのお腹のなかでいちばん大きい臓器です。

小腸の防御の堅さは、病原菌が侵入しても、小腸に留まって棲みつき悪さを働こうとすることを許さないことからもよくわかります。

小腸の内壁には、「腸絨毛《ちょうじゅうもう》」という、消化酵素を分泌しながら、栄養分を分解し吸収する、絨毯《じゅうたん》の毛足のような、まるで『ムーミン』物語に登場するニョロニョロのような突起が五〇〇〇万本以上も密集しています。この腸絨毛の表面は約一六〇〇億個の吸収細胞がおおっていて、この吸収細胞の表面を、さらに長さ一マイクロメートル（〇・〇〇一ミリメートル）の微絨毛《びじゅうもう》がびっしりとおおいつくしています。

この腸絨毛の内部には毛細血管や乳び管などのリンパ管が通っていて、腸液、胆汁、すい液などの消化酵素を分泌し、タンパク質をアミノ酸に、脂肪をグリセリンと脂肪酸に、炭水化物をブドウ糖に分解し、水分とともに吸収します。

しかも小腸の粘膜細胞は三日に一回入れ替わっていて、常に新しい粘膜が生まれ、古い粘膜は剝がれて体外へ排出されています。これは、人間の臓器のなかでもっとも早い新陳代謝のサイクルで、細胞がどんどん入れ替わっていると言っていいでしょう。だからこそ、病原菌が粘膜に張り付いても、すぐに剝《は》がれて一緒に流されて体外へ排出されてしまう。病原菌が身体の奥深くに入り込むのを防ぐばかりか、粘膜に腫瘍ができたとしても、悪化して身体を蝕《むしば》む前に、腫瘍を粘膜とともに流してしまうのです。

さらに小腸には、病原菌をやっつけるリンパ球が、消化器官のなかでもっとも多く集中しています。小腸の腸壁には、小腸独特のリンパが集まった「節」である「パイエル板」があり、その下には「腸間膜リンパ節」もあります。これらのリンパ節は病原菌をくい止める関所のような存在です。

もうひとつ言えば、小腸はとても器用な臓器です。たとえば胃がんなどで胃を切除して、食道と小腸を縫合する手術を受けたとすると、やがて小腸は胃のようにふくらみ、切除された胃の代わりをしようとするかのように消化の役割を担うようになります。脳を切除したからといって、他の臓器を脳に移植しても、脳と同じ働きは絶対にできないことを考えると、これは驚くべき小腸の柔軟性だと言わざるを得ません。

このように、小腸はひとときも休まず働く臓器であり、とてつもなく高機能で、かつ繊細であることがわかると思います。脳が高機能で繊細な臓器というのであれば、腸だって高機能で繊細すぎるほどの臓器です。

そんな小腸にももちろん病気があります。たとえば十二指腸には十二指腸潰瘍《かいよう》という、よく知られた病気があります。これは胃と直結している十二指腸の粘膜が、胃が分泌する強い胃酸によって炎症を起こす病気で、とりわけピロリ菌の影響によって胃酸の分泌が過剰になって起こります。防御の堅い小腸であってもこの病気からは逃れられません。

かつて小腸は、身体のなかで、いちばん病気になりにくい臓器と呼ばれていた時代がありました。しかし研究が進んだ現代では、次々と小腸の病気が発見されています。やがて小腸は「昔は病気を発見しにくかった臓器」と呼ばれるようになるかもしれません。

一方、小腸から続く大腸は「病気のデパート」と呼ぶ人がいるほど、多様な病気が発生しやすい臓器です。五〇代以上で急増している大腸がんを筆頭に、クローン病や盲腸炎、潰瘍性大腸炎、腸結核などなど、数え上げたらキリがありません。大腸ポリープを内視鏡手術で切除したという読者の方も少なくないでしょう。

大腸内部には、これまで書いてきたような、さまざまな種類の腸内細菌が棲み、光も酸素もなく、窒素ガス、炭酸ガス、水素ガス、メタンガスなどが発生してたちこめています。とくに結腸の内部は、食べ物に含まれている有害物質が蔓延《まんえん》しやすい場所です。

人間の身体では、すこぶる健康な人でも、毎日三〇〇〇~四〇〇〇個のがん細胞が誕生しているとされますが、そのがん細胞のほとんどが大腸で生じています。免疫によって排除されているから、誰もががんになるわけではありませんが、大腸がそのような臓器であることは知っておくべきです。

がんばかりではありません。免疫や善玉菌の働きが弱まり、防御力が低くなると、悪玉菌が増え、病原性をもつ細菌毒素などがはびこり、さまざまな病気の原因を作り出していくのも大腸なのです。

ストレスをはじめとする精神的な要因で弱りやすい大腸は、病気になっても自覚症状がすぐに感知できない場合が多くあります。つまり、病気のサインを見落としやすく、病気になっても深刻になるまで、ここに病気があるというアピールをしないことが多いので、それが大腸のやっかいなところになっているのです。だからこそ、大腸はいちばん病気の種類が多い臓器だと言われるのかもしれません。

さらに、二〇世紀末から急増してきた大腸の病気に「過敏性腸症候群」があります。これは炎症や腫瘍といった異常がないのに、慢性的な下痢や便秘、腹痛に苦しむ病気です。この過敏性腸症候群は、大腸が「第二の脳」であることと深く関係するので、ここからはこの病気の話をして認識を深めていきましょう。

過敏性腸症候群

「過敏性腸症候群」は、受験やビジネスチャンスで緊張が猛烈に高まったときとか、嫌なことや心配事に深く悩んだり、引越しや転勤で生活環境が大きく変化したときなどに発症します。いまや消化器内科の患者でいちばん多いのがこの過敏性腸症候群で、日本人の一〇パーセントから一五パーセントに発症するとさえ言われています。

その原因は複合的です。ひとつはご想像のとおり、脳が強いストレスを感じることで腸の調子が崩れてしまうことです。本人が意識しているか否かにかかわらず、脳がストレスを感じるとお腹の具合がわるくなるというのは、多くのみなさんにご経験のあることだと思います。

しかし、これだけでは過敏性腸症候群の正確な説明になりません。腸の研究が進んでいくと、脳から腸だけではなく、逆に腸から脳へと情報が伝わっていることがわかりました。過敏性腸症候群の患者さんを調べてみると、腸が知覚過敏になっていたのです。通常なら何の問題もない程度の刺激でも、それを腸が痛みや異常と感じてしまい、その情報が脳へ伝えられてしまうのです。

ただでさえストレスを感じている脳は、腸からの痛みや異常の情報が自律神経によって伝えられると、さらにストレスを増し、その結果ますます腸の調子を悪くしていくという悪循環に陥ります。これが過敏性腸症候群が発症するメカニズムです。

東北大学脳科学センターの福土審《ふくどしん》教授らの研究では、過敏性腸症候群を患っている人は、脳がストレスを感じやすくなっていると報告しています。また、腸の知覚過敏が、脳の知覚や情動にも影響をおよぼすと指摘しています。情動への影響とは、激しい喜怒哀楽や強いストレスなどで尋常ではない精神状態になって体調がわるくなり、言動が異常になるといった意味です。
別の報告では、過敏性腸症候群の患者さんの二〇パーセントがうつ病を併発していると
いうデータもあります。つまり過敏性腸症候群は腸だけの病気ではなく、精神症状をとも
なうケースまであるということです。
この過敏性腸症候群ひとつとってみても、腸は他の臓器にはない重要な神経細胞の働き
があり、高い自立性があることがわかります。

セロトニンが腸でつくられている!?

『セカンドブレイン』という本で「腸は第二の脳」という言葉を広めたガーション博士は、人間の脳で分泌されることで知られるセロトニンが、実はもともと腸の神経伝達物質であって、腸こそが多量にセロトニンを分泌していることに着目しました。そして「腸は第二の脳」だと提唱したわけです。

セロトニンのことを「幸せホルモン」としてご存じの人も多いでしょう。

脳で分泌されるセロトニンは神経伝達物質のひとつで、情緒を安定させたり、意欲を高

める働きをするホルモンだと認識されています。脳内でセロトニンが欠乏すると、うつ病を発症する原因のひとつになるという説も注目を集めてきました。

実は、このセロトニンは、腸でも分泌されています。それどころか人体にあるセロトニンの九〇パーセントが腸で作られています。脳内のセロトニンはわずか二パーセント程度ですから、ほとんどのセロトニンが腸で作られていると言ってもいいでしょう。

しかし、このことを誤解しないで下さい。腸のセロトニンが増えたとしても、それが脳へ移行するわけではありません。もう少し正確に説明すると、腸内細菌の働きによって脳のセロトニンが増減することはありますが、腸で分泌したセロトニンが直接に脳へ移行することはないということです。

ときどき「カレーを食べて腸を刺激すると、幸せホルモンの脳内セロトニンが出やすくなる」などという珍妙な記事を見かけることがあるのですが、これは早トチリというか誤解です。幸せホルモンは誰もが欲しいでしょうから、悪意のある誤解ではないと思いますが、実際にはそんなことは起こり得ません。

脳のセロトニンと腸のセロトニンには、直接の関連がほとんどありません。関連がまったくないわけではないようですが、そのあたりはよくわかっていないというのが現状です。

そもそも、脳のセロトニンと腸のセロトニンは、その働きが異なります。脳のセロトニンが人の心を幸せにしているのであれば、腸のセロトニンは腸をよりよく働かせて腸を幸せにしているとでも言えましょう。具体的には、腸のセロトニンは腸全体に運動の指示を出して蠕動《ぜんどう》運動を起こさせる役割を担っています。

もし、腸内で必要以上にセロトニンが増えると、過剰な蠕動運動が起きて、消化と吸収が不十分なままに腸の内容物をどんどん先送りすることになるので、下痢をするでしょう。実際に下痢タイプの過敏性腸症候群には、腸内で分泌するセロトニンが大きく関与していることがわかっていて、この治療に腸内のセロトニンの作用を抑える薬がもちいられることもあるくらいなのです。

一方、腸で過剰に分泌されたセロトニンによって、腸が刺激をうけたり興奮したりすると、それが脳に伝わり腹痛と判断されれば、お腹が痛くなることもあります。

このような腸と脳の関係を、「腸脳相関」と呼び、これは腸が第二の脳であることを説明するときによく使われます。

腸内細菌と行動の関係

腸脳相関については、まだ研究が始まったばかりの段階ですので、わからないことが多いのですが、腸内環境が脳に影響をおよぼして思考や行動を決定する要因になっているという研究テーマは早い時期から始まっていました。

それは動物実験をしている腸内細菌の研究者はみんな疑問に思っていたことだからです。通常マウスと無菌マウスを比較研究していると、人工的につくられた不自然な動物である無菌マウスの行動が「どこかヘンだ」と見てとれるからです。

この「どこかヘンだ」という観察をテーマにして、ヨーロッパを代表する医学系研究機関であるスウェーデンのカロリンスカ研究所などの研究チームが、近年、科学的な分析を試みました。

行動観察では、無菌マウスは通常マウスより明るく広い場所を好んで行動し、警戒心が薄く、危険をかえりみず大胆な行動をとることがわかりました。

両方のマウスの脳内を調べて比較すると、無菌マウスは不安や感情にかかわる脳内物質の量が少なかったのです。

こうした研究から、成長したマウスがマウスらしく自然に行動することができるように脳が発達するには、腸内細菌の働きが不可欠だと研究チームは推測し、また「進化の過程で、腸内細菌の作用が新生児の脳の発達過程に組み込まれたのではないか」という新たな仮説を立てました。

こうした動物実験は積極的に行われていて、アイルランドのコーク・カレッジ大学では、乳酸菌を含んだ餌《えさ》を二週間与えて育てたマウスと、無菌の餌を同じく二週間与えて育てたマウスの比較研究をしています。

両方のマウスを水のなかに落としてストレスを与えてみたところ、最初は両方のマウスともに、水のなかから脱出しようともがくのですが、四分ほどで無菌の餌で育てたマウスは脱出行動をやめてしまい無気力になったのです。ところが、乳酸菌を含んだ餌で育ったマウスは六分以上も脱出行動を続けました。

この行動観察だけでも、乳酸菌を含んだ餌で育ったマウスのほうがストレスに負けまいとして粘り強い脱出行動をしたことがわかります。

さらに両方のマウスの血液を調べると、ストレスを感じたときに分泌されるコルチゾールの量が、乳酸菌を含んだ餌を与えたマウスの方が半分ほど少ないことがわかりました。コルチゾールは別名ストレスホルモンと呼ばれていますが、無菌の餌で育ったマウスは二倍のストレスホルモンを分泌していたのです。ストレスに耐える力があきらかに弱いということです。

どうしてストレスホルモンの分泌に二倍もの差が出るのか。それを解明するために、脳内を調べると、神経伝達物質のひとつであるGABA（γ-アミノ酪酸）が関与していることが判明しました。乳酸菌を含んだ餌を与えて育てたマウスは、脳の記憶と感情の制御にかかわる領域でGABAを受容した部分が活性化して、ストレスに負けまいとする働きをしていたのです。

このGABA受容体を活性化させてストレスを緩和させる働きは、人間に投与されるスタンダードな抗不安薬の効果とよく似ています。抗不安薬は不安症に襲われたときに対処できる薬です。つまりマウスの脳は人間の脳よりはるかに単純ですが、乳酸菌を含んだ餌で育てたマウスは、抗不安薬を投与したのと同様の効果を得ていたということです。

この研究ではもう一歩踏み込んだ実験をしています。それは両方のマウスの腸と脳を結ぶ神経を切断して、同じく水のなかに落とす実験です。その結果は興味深く、どちらのマウスも同じ行動をとりました。乳酸菌を含んだ餌で育てたマウスでも、腸と脳を結ぶ神経が切断されてしまえば、ストレスは緩和されませんでした。つまり腸から脳へと情報伝達が行われていたからこそ、ストレスを緩和していたのだと考えられる結果だったのです。

日本の九州大学では、通常マウスと無菌マウスにストレスを与えて比較する研究が行われたことがありました。この研究では、両方のマウスに軽いストレスを与えると、無菌マウスの方がストレスホルモンをより多く分泌することがつきとめられたのです。これによって、軽いストレスであっても無菌マウスは異常反応を起こしました。ところが通常マウスのウンチのなかにある腸内細菌を無菌マウスに与えると、この異常なストレス反応が緩和されることもわかりました。さらに無菌マウスにビフィズス菌の一種を与えるとストレス反応が正常になることも報告されているのです。

このように動物実験のレベルでは、腸から脳へ情報伝達が行われていて、腸内細菌が脳の発達や機能に影響をおよぼしているという研究結果が数多く報告されています。

腸内細菌は脳に影響を与えるか

私たちのチームでも積極的に実験動物を使った研究をしてきました。

腸内細菌が脳に与える影響があるのか、ないのか。あるとすれば、どのような影響で、いかなるメカニズムなのか、を突き止めたいからです。

そこで「腸内細菌が脳の代謝系に大きな影響を与えていることを物質レベルであきらかにする」研究に取り組みました。こう書くと専門用語が多いので、読者のみなさんにわかっていただけるように、嚙みくだいて説明したいと思います。

「脳で分泌されている物質のなかで、腸内細菌によって促進されている物質と抑制されている物質を、動物実験で突き止めて分類し、その影響を推察しよう」という実験だと言えば理解が進むと思います。

実験方法を説明すると、さらに理解してもらえると思います。

まず無菌マウスつまり体内に細菌のいないマウスを作り、子どもを生ませます。同じ親から生まれた無菌マウスのオスだけを選びます。どんな動物でもそれぞれ顔が違うように個体差があるものですが、なるべく同一の条件で実験する必要がありました。オスを選んだのは同一条件作りのためであり、遺伝的背景を除去する必要があったからです。

このオスの無菌マウスを、二つのタイプに分けて実験用に仕立てます。ひとつのタイプは無菌マウスから生まれたままの「腸内細菌がいないマウス」。もうひとつのタイプは、腸内細菌がいる通常のマウスから採取した腸内細菌を与えた「腸内細菌がいるマウス」です。

こうやって実験用のマウスを二タイプ仕立てたのは、同じ親から生まれた、腸内細菌がいるタイプか、腸内細菌のいないタイプか、という明解な違いだけを作りたかったからです。

この二つのタイプの実験用マウスを、同一条件の環境で七週間飼育し、それぞれのマウスの大脳内の代謝物質を詳しく調べました。

それぞれマウスの大脳から検出できた物質は、全部で一九六種類あり、そのうち一五八成分が共通に検出されました。しかし、その量の多い少ないが、はっきりとあったのです。「腸内細菌がいないマウス」から多く検出された代謝物質は二三種類でした。この二三種類は「腸内細菌がいるマウス」に少なかったのですから、腸内細菌がいることで抑制され

腸内細菌が脳に与える影響

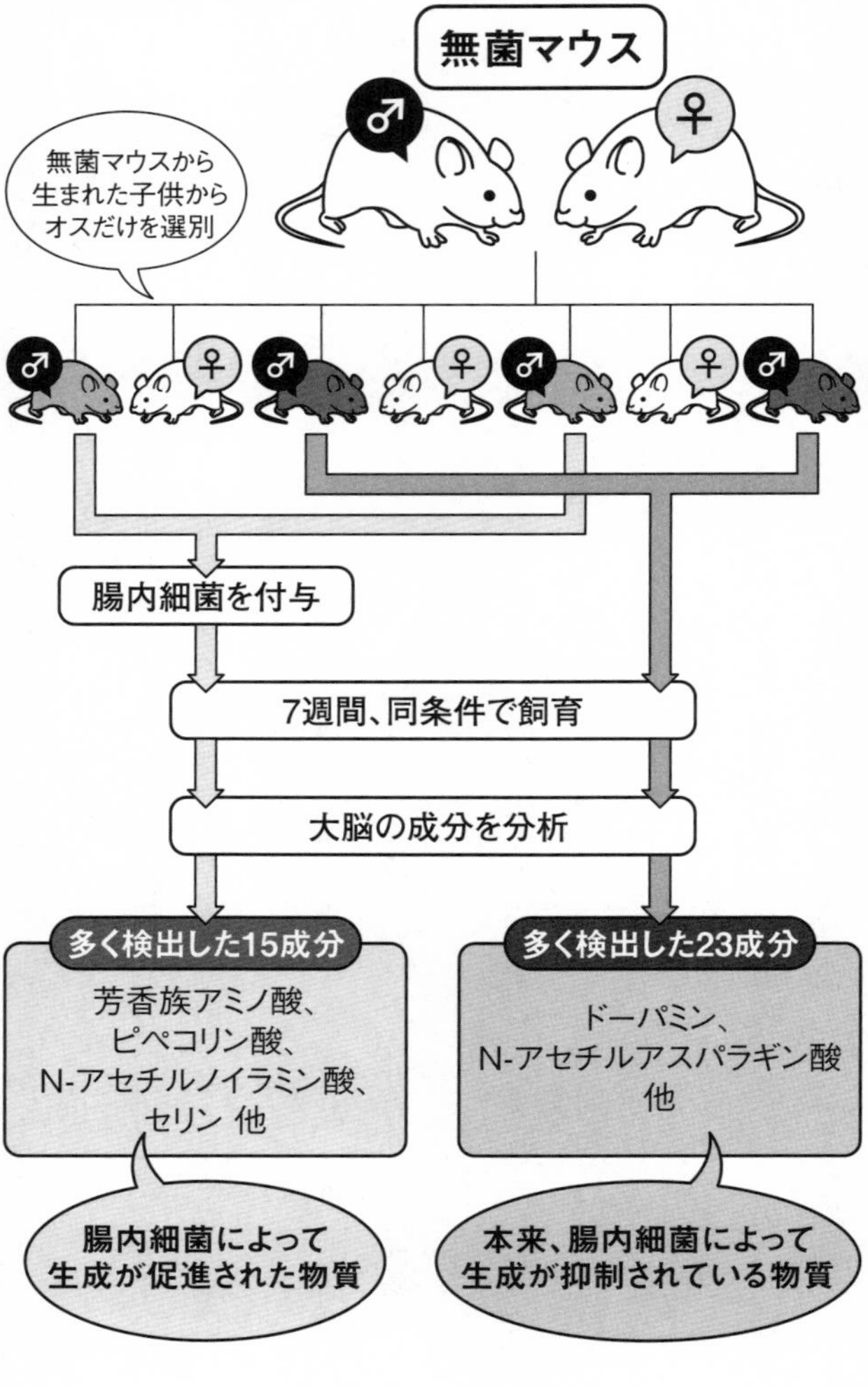
無菌マウス
♂
♀
無菌マウスから
生まれた子供から
オスだけを選別
腸内細菌を付与
7週間、同条件で飼育
大脳の成分を分析
多く検出した15成分
芳香族アミノ酸、
ピペコリン酸、
N-アセチルノイラミン酸、
セリン 他
多く検出した23成分
ドーパミン、
N-アセチルアスパラギン酸
他
腸内細菌によって
生成が促進された物質
本来、腸内細菌によって
生成が抑制されている物質

ている代謝物質ということになります。つまり通常、動物の腸には腸内細菌がいますから、その腸内細菌によってこの二三種類の代謝物質が抑制されることで大脳のバランスが整えられていると考えられます。

一方で、「腸内細菌がいるマウス」から多く検出された代謝物質は一五種類でした。この一五種類は腸内細菌によって促進され大脳のバランスを整えている代謝物質というわけです。

腸内細菌によって抑制されている二三種類の代謝物質の代表的なものはドーパミン、N-アセチルアスパラギン酸などでした。

ドーパミンは脳内の情報伝達を担う神経伝達物質で、快楽や意欲に関係し、脳を覚醒《かくせい》させて集中力を高めます。しかしながらドーパミンが過剰に分泌されると精神疾患である統合失調症を発症することがあると知られており、逆にドーパミンが枯渇することで円滑な運動ができなくなるなどのパーキンソン病に特有の症状を引き起こします。「腸内細菌がいないマウス」は「腸内細菌がいるマウス」より二倍以上のドーパミンを産生していました。

N‐アセチルアスパラギン酸は正常な神経細胞の密度と関連する代謝物質です。脳が萎縮し認知症になるアルツハイマー病や脳と脊髄《せきずい》と原神経の神経線維が壊れてしまう多発性硬化症との関連性が示唆されています。また自閉症の患者さんはN‐アセチルアスパラギン酸が減少しているという研究報告があります。

一方の腸内細菌によって促進されている一五種類の代謝物質では、芳香族アミノ酸とピペコリン酸、セリン、N‐アセチルノイラミン酸が代表格でした。

芳香族アミノ酸は脳内のさまざまな神経伝達物質の材料となる前駆物質です。ドーパミンの前駆物質たるチロシンは「腸内細菌のいるマウス」において、とても高濃度でした。

ピペコリン酸はてんかんとの関連性が示唆されており、N‐アセチルノイラミン酸（ミルクオリゴ糖の最大成分）は乳児の脳発達や行動に関与していると考えられています。

セリンは脳を構成する神経細胞の細胞膜の材料です。記憶や学習、またその欠乏が統合失調症にも関係していると考えられています。

こうした研究結果からわかったことは、腸内細菌は人間の思考や行動に影響をおよぼしている可能性が高いということです。脳の機能障害や認知症の発症にも影響しているでしょう。そうであるならば、こうした研究が進歩すれば、「この腸内細菌を増やせば、あの神経伝達物質が増える」ということが判明してくるはずなので、病気や症状の予防や治療などに応用することができるようになるでしょう。

人間の脳はマウスのそれより、はるかに高次ですから、人間の腸脳相関についての研究は長い時間がかかるかもしれませんが、すでにフランスなどでは人間に乳酸菌やビフィズス菌を一か月にわたって大量投与するといった実証研究が行われています。その結果ストレスや不安のレベルが軽減したと報告されています。

腸内細菌は人間の脳はもちろん感情や健康に関与しています。そして腸は、脳や心臓を含む人間の臓器のなかで、いちばん大きい臓器なのです。この大きさは人類の進化の長い歴史のなかで決定されたメカニズムですから、必要十分な大きさになっていると考えられます。

そうなってくると、発生学で言うところの「脳は腸から生まれた器官である」ことの意味が深まり、腸こそ「第一の脳」だと言ってもおかしくはないと私は思います。

脳の大もとは腸だった

私たち人間はヒト科の哺乳類で、大きくは脊椎《せきつい》動物に属しています。脊椎動物の特徴は多数の骨が繋がった背骨つまり脊椎があり、この脊椎と脳からなる中枢神経を持つことです。脊椎動物という大きなくくりのなかで、私たち哺乳類は、鳥類、両生類、爬虫類、魚類と同じく分類されます。

この中枢神経には多数の神経細胞が集まっています。神経細胞が情報の処理や伝達をすることはすでに書きましたが、生命や細胞の長い長い歴史のなかで神経細胞が初めて発生するのは、ヒドラやクラゲ、イソギンチャクなどが属する腔腸《こうちょう》動物の腸であったと考えられています。

生命の起源と進化については、さまざまな説がありますが、脊椎動物の脳のルーツをたどっていけば腔腸動物に行き着くことは間違いありません。

その意味でたとえば腔腸動物のひとつであるヒドラは、私たちのはるかに遠い祖先ということになります。池の水草の上などに生息する体長一センチメートルぐらいの知る人ぞ知る小さな腔腸動物です。このヒドラには脳も胃も心臓もありません。ヒドラはほとんど腸が主体になっている動物です。それでもヒドラはゆっくり移動したり、ミジンコを捕まえて食べたりします。しかもヒドラの腸には神経細胞のネットワークがあり、その構造が哺乳類の腸にある神経細胞ネットワークとよく似ています。この腔腸動物の神経細胞が長い時間をかけて進化し、私たち脊椎動物の中枢神経になったと考えられています。つまり脳の大もとは腸だったのです。

このように脳ができた進化過程を説明すると、みなさん啞然《あぜん》とした顔をなさいます。しかしよく考えていただければわかるはずです。すべての生き物にとって最重要なことは生きることであって、生きるためには栄養が必要です。植物は光合成によって太陽光を栄養に変換しますが、私たち動物が栄養を摂るということは他の生き物を食べることです。もちろん食べただけでは栄養になりませんから、消化と吸収を行って食べ物を栄養に変える器官が必要になります。だからこそ動物が最初に獲得した器官は腸なのです。

やがてその原始的な腸の神経細胞が、進化のプロセスで複雑化していき、脳が形成されてきたのです。

腸はすでに何度も説明していますが「食物を取り込み、消化吸収し、不要なものを排泄する」器官ですから、この働きを制御するネットワークがなければなりません。そのネットワークがすなわち、情報伝達と情報処理をする神経細胞です。栄養が必要だから食べるという情報を伝達しなければ、食べるという摂食行動は起きないはずです。

つまり腸と神経細胞がセットになっていなければ、私たち動物は生きられないのです。

こうした神経細胞の進化を理解してもらえるなら、私が「腸は脳より以前に存在していた、考える器官である」と言っても、突飛で空想的なことだとは思えなくなるでしょう。いや、「腸は第一の脳である」と言ったってかまわないと思います。これこそ適切な腸の位置づけだと私は考えます。

日本語には「腑に落ちない」とか「腹を探る」といった、あたかも内臓が思考をしているかのような表現がありますが、昔の日本人は腸が第一の脳であることを本能的に知っていたのではないかとさえ私は思います。

二〇代前半にひょんなことから腸内細菌の研究に加わった私は、この研究はオリジナリティがあってダイナミックで近未来的だと考えていましたが、同時に腸内細菌という小さな針の穴から人間と自然科学全体を眺めていくのだと、心のどこかで思っていました。

ところが二〇世紀が終わる頃に、腸内細菌の研究とは、「脳の研究に匹敵する」あるいは「脳の研究を包括してしまう」ような科学であったことを、世界中で腸を科学する研究者のひとりとして自覚できたのです。

毎日〳〵ウンチを分析して腸内細菌を検索するという研究に明け暮れていた私は、その研究の果てに大きな世界が広がっていることを知ったのです。人間の医科学は脳と心臓に集中して進歩してきたところがあり、腸はあまりにも未知の臓器でした。わからないことだらけだったのです。だからこそ途方もない大きな世界に踏み込んでいたことに、私は喜びを覚え、かつまた途方もない大きさに圧倒されたところもありました。

私は自分を奮い立たせるためにも大きな声で言いたくなったのです。「二一世紀こそ腸の時代だ！」と——。

第三章　長寿菌と生活習慣

テレビ番組への出演

二〇〇一年つまり二一世紀になってから私の研究生活に、ちょっとした変化が起きました。

メディアの人たちの仕事に協力する機会が、どんどん発生し、急速に増えていったのです。それもテレビという巨大マスメディアの番組制作に監修協力したり、ときには専門研究者として出演したり、現場取材に同行したりする機会が多くなりました。

テレビ番組が腸内環境を取り上げるようになったのは、多くの人が腸内環境に関心を持つようになったからでしょう。テレビ番組の制作に協力するのは一回きりではなく、何度も毎週のようにありましたから、この関心の高さは一過性のものではなく、多くの人が腸内環境についての生活の知恵を必要としているからだと思いました。

もともと日本語には「快食快便」という言葉が示すように、美味しく健康的に食事をして、すっきりとウンチをして、日常生活をリズミカルに気持ちよく暮らすという理想の考え方がありました。これは万人の願いですから、消化器への関心が、大昔から強かったということだと思います。

消化器への関心は、主に胃を中心にしていたと思います。「胃が重い」とか「胃がもたれる」「胃がすっきりしない」「胃弱」というように胃への関心を示す表現が普遍的にあったわけですが、その関心が徐々に腸へも向けられていったのだと考えています。多くのみなさんが腸内細菌には「善玉菌」と「悪玉菌」がいることを知ったり、「腸は第二の脳」との位置づけが理解されるようになったからでしょう。

腸への関心が高まってきた大きな背景には、日本人の平均寿命が右肩上がりで延びていったことがあると思います。統計数字は変動があるのですが、いまや男性の平均寿命はおよそ八一歳、女性は八七歳ぐらいで五〇年前と比べると、それぞれ一〇歳以上も延びています。

日本はとびきりの高齢社会で、平均寿命が延びて長生きするのはおめでたいことですが、できることなら外出が困難になったり寝たきりになるのは避けたいものです。そんななか元気に長生きをするという意味の「健康寿命」という言葉が生まれてきました。寝たきりや認知症などで介護状態にならず日々の生活を送ることができる年齢が「健康寿命」ですが、これはおおむね男性七一歳、女性七四歳です。

こうした長寿と健康への関心を背景に、腸への関心が高まってきたのですが、大腸がんへの不安が大きくなったことも、腸の健康をクローズアップしたと私は考えています。なにしろ大腸がん患者は、ここ半世紀ほどで七〇倍以上も増加し、トップクラスのがんになってしまいました。私がヒトの腸内細菌の研究をこころざした一九七四年（昭和四九年）に、恩師から「これから大腸がんが増えるから、その原因を解明して予防できるようにせよ」とミッションを与えられたのですが、その予言どおりに大腸がんが急増したのです。

大腸がんの原因は人それぞれですが、大腸がんは食習慣や運動習慣などに関連がある病気として二五年ほど前に、生活習慣病へ分類されました。

こうした社会と時代状況の変化があり、健康についての知恵が多くの人に備わってくれば、腸内環境をより良くするために、食生活を改善しようということになるのは当然の流れです。

また日本の近代化一五〇年の歴史のなかで、とりわけ戦後七五年間に急激に変化した食習慣については、考え直すべきところにきていたと言えます。もちろん、その変化とは、西洋の食習慣がどっと入り込んできたことです。これはよく指摘されていることですが、和食ならではの栄養バランスが整っている食生活があったところに、西洋とりわけアメリカ的な食生活が入り込んできたために、日本人の栄養がアンバランスになったのです。言い換えれば、高カロリーの食事になったとも言えます。またレトルト食品が増えて健康食品やサプリメントの類も豊富になり、これもまた食生活に大きな変化を与えました。

食生活を見直してバランスの良いものにあらためれば、それだけでも腸内環境が良くなる可能性は高いです。しかし、食べることの楽しみもありますから、食生活を見直すことは簡単なようで実はとてもむずかしいのです。

そのような多くの人が関心を持つことにテレビ・メディアは敏感ですから、私のところへいくつもの番組企画が持ち込まれてきました。そのなかには面白すぎるというか突飛な企画もあったのですが、私の意見を組み入れてもらい日本の健康長寿地域を取材して食習慣と腸内環境を調査するという企画がひとつできました。

私の腸内細菌研究は、いままでも特定地域のフィールドワークをしたり、日本はおろか世界中からウンチを集めては分析することを続けてきましたが、このテレビ番組の企画に応じたのも、最終的にさまざまなウンチが入手できて研究が推進できるからです。

また、研究室に閉じ籠《こ》もってばかりいると、どうしても内向的になってしまうし、ときには外の空気を吸ったほうがいい。また自分たちの研究をテレビ番組を通じて多くの人びとに理解してもらい、日常生活に役立ててほしいといった、ささやかな願いもありました。

こうして私はテレビ・メディアと手を組むことで、あらたなフィールドワークを開始したのです。

健康長寿ナンバーワンの島へ

最初に取材調査へ行ったのは、鹿児島県の南方にある奄美群島です。

なぜ、奄美群島を選んだかといえば、よく知られた日本有数の長寿地域だったからです。

二〇一五年(平成二七年)当時の私の調査メモによれば、奄美群島の人口は一一万二八〇〇人で、そのうち一〇〇歳を超える人たちが一五一人(女性一三四人・男性一七人)いらっしゃいました。一〇〇歳を超えた人たちを日本では百寿者と呼びます。当時の全国平均の百寿者は一〇万人あたり四二・六六人でしたが、奄美群島では一〇万人あたり一三四人になります。全国平均のおよそ三倍もの百寿者がいることになり、その比率は日本ナンバーワン。まさに長寿の群島でした。

この奄美群島の最大の島である奄美大島へ行き、女性の百寿者がいる二つのご家庭の日常食を食べさせていただきました。

味噌汁の具は豆腐と海藻の組み合わせで、玉ねぎやセロリなどの野菜サラダをたっぷり食べます。島ですからもずくなどの海藻が一品つきます。漬物は南国らしくゴーヤのリンゴ酢漬けと青いパパイヤの味噌漬けなどで、主食は米飯ですが、サツマイモや小豆のお粥も主食として食べていました。食物繊維だらけの日常食と言っていいでしょう。

食物繊維は、ウンチの材料になり、腸内の不要物をからめ取り、腸管を刺激して便通を促すという大きな役割を担っています。

なかでも青いパパイヤの味噌漬けは奄美大島の食卓になくてはならない漬物です。青いパパイヤは食物繊維そのもので消化酵素パパインに富んでいます。奄美ではパパイヤを野菜として食べているのです。

お祝いの日などハレの時に食べる御馳走は「鶏飯《けいはん》」です。米飯の上に細かく裂いた蒸した鳥ささみ、甘煮のしいたけ千切り、錦糸卵、ネギや紅生姜など薬味をのせて、酒やみりん、醤油などで味を調えた鶏スープをかけて食べるお茶漬けです。この鶏飯にも青いパパイヤの味噌漬けが必ず添えられていました。

ご飯のおかずというより、酒飲みの私が晩酌のつまみにぴったりだと思ったのは伝統食の「魚味噌」でした。自家製の低塩分の味噌に焼き魚の身を混ぜ込んだ発酵食品です。味噌は日本が誇る伝統的な発酵食品で、奄美でも盛んに食べられていることがわかりました。

これら奄美大島特有の発酵食品のなかでも「ミキ」という発酵飲料には特に興味を惹《ひ》かれました。ミキは粥状にした米にサツマイモの粉末を加えてつくられた米の乳酸発酵ジュースです。サツマイモには乳酸菌の一種であるロイコノストックが含まれています。自家製のミキもあるのでしょうが、奄美のスーパーマーケットではミキを缶や紙パックで売っています。

奄美大島の人びとが愛飲するミキという乳酸発酵ジュースの存在を知らなかった私は、持ち帰って研究室で調べたところ、やはり乳酸菌のロイコノストックが多く含まれていました。日本では乳酸菌飲料といえばヨーグルトやヤクルトでよく知られる乳酸菌のラクトバチルスが主流なので、サツマイモの乳酸菌であるロイコノストックが含まれているミキはとても珍しい乳酸発酵飲料です。

調査取材に応じて下さった百寿者の女性は「食事の後に必ずチーズを食べてミキを飲む」とおっしゃられていたので、奄美大島の長寿は食物繊維たっぷりの食事と特有の発酵食品によって実現しているのかもしれないと私は思いました。

このことを科学的に追究してあきらかにするには、何世代にもわたって奄美大島の人びとのご協力をいただき調査研究する長期の粘り強いフィールドワーク研究が必要になりますが、私はひとつだけ前々からやってみたいと考えていた調査を奄美大島でやらせていただくことができました。

それは、長寿研究の基礎として一家系内における腸内細菌の関連性を調べるために、「一家系内の腸内細菌の世代間比較」をすることでした。

わかりやすく言い直すと、こういうことです。腸内細菌は生まれてくる際、産道を通過するときに母親から受け継ぐわけです。つまり腸内細菌のバランスの素地は、生まれたときに、ほぼ決定します。生まれてから成長し老いていく人生のなかで、食生活によって腸内細菌のバランスをより良くコントロールすることはとても大切なのですが、その素地は生まれたときに、おおよそ決定しているのです。そうであれば、腸内細菌のバランスの良さによる健康長寿は、母子間で引き継がれていくのではないか、と考えられます。この仮説を実際に調査してみたかったのです。

幸いなことに奄美大島の、健康長寿の一〇〇歳のおばあさんと、その娘である七三歳のお母さん、そしてそのお母さんの三七歳の娘さんがいる、女系三世代のご家族のご協力が得られることになりました。お三方ともに健康です。その三世代それぞれのウンチを提供していただけたのです。このような貴重な三世代のウンチの腸内細菌を調べることは、めったにない機会ですから、私は感謝とともに研究室へ持ち帰り分析をしました。

その結果、お三方ともに腸内細菌のバランスは非常に優れていて、同じ菌も検出されるなど、年齢差を考慮しなくても腸内環境は同等に良い状態だということが判明しました。この場合、やはり腸内細菌のバランスの素地は受け継がれていたのです。

おばあさんのウンチ一グラムには、善玉菌のビフィズス菌が三一億個もあることがわかりました。ビフィズス菌は老化によって減っていき、六〇歳から八〇歳の平均は一グラムあたり約一億個です。それなのに一〇〇歳のおばあさんは、その三〇倍以上のビフィズス菌を持っていました。驚異的に多いのです。

当然のことながら優れた腸内環境を受け継いだお母さんも娘さんもビフィズス菌を豊富に持っていました。二三歳から四五歳の健康な人が持つビフィズス菌の平均は、ウンチ一グラムあたり一〇〇億個ですが、七三歳のお母さんは七七〇億個、三七歳の娘さんは七四〇億個もあったのです。どちらも七倍以上で、これにも驚きました。

三世代の女性のウンチには、ミキを飲んで摂取したと思われる乳酸菌も多くあり、これも腸内環境を整えているのでしょうが、ミキの乳酸菌が、腸内でどのように働いているのかは、まだ正確にわかっていません。

この一家系三世代の女性たちの腸内細菌を比較することで、この場合はあきらかに腸内細菌を受け継いでいることがわかりました。おそらく一〇〇歳のおばあさんのもっと前の世代から受け継がれてきた優れた腸内環境の系譜だと考えていいようです。つまりこの一家系のお母さんと娘さんは腸内細菌の状態からみれば長寿を約束されていると言っていいでしょう。

寝たきり期間が短い謎の島

テレビ番組と手を組んだフィールドワークは続きました。

次は「寝たきり期間が短い村」です。大分県の姫島でした。瀬戸内海西端の小さな島です。当時の人口は二〇〇〇人ほどでした。

姫島は大分県の医者たちから「謎の島」と呼ばれていました。何が謎かといえばお年寄りが寝たきりになって亡くなるまでの期間がとても短いからです。要するに健康寿命が長いのです。後期高齢者になっても元気でばりばりと活動し、長患いすることなく、天寿をまっとうしていました。

当時の姫島の寝たきり期間は平均で一・四二年です。これがいかに短いかといえば、全国平均では男性九・二二年、女性一二・七七年の時代です。もっと驚くことは大分県は健康寿命が短いことで知られていたことです。大分県の男性の寝たきり期間は全国一位の一〇・二九年、女性は全国三位の一三・八九年でした。その大分県にあって一・四二年の姫島は、飛び抜けて健康寿命が長い島だったのです。

大分の海といえば美味しい関サバ、関アジが有名で、姫島はクルマエビの養殖が盛んだと聞いていたので、さぞかし魚介類の動物性タンパク質を多く摂っているだろうと思っていたのですが、姫島の人びとは魚介類はめったに食べないのです。これは大変に意外なことでした。魚介類は姫島の貴重な産業製品なので、島内ではまったくと言っていいほど消費されません。

姫島の人びとの日常食は、畑仕事にいそしんで自作する野菜と海岸で獲る海藻（特にひじき）、そしてサツマイモが中心でした。要するに食物繊維がたっぷりの日常食です。これは腸内環境を良くする食習慣の典型です。ただし忘れてならないのは、畑仕事と海藻獲りによる豊富な運動量です。良い食習慣と豊富な運動量がセットになって初めて健康長寿が実現できるのです。

特産の伝統食は、一二月の一定時期に収穫したひじきの新芽を二度ほど釜茹でにしてから天日干しにした「姫島ひじき」。これはとても柔らかい。そして米麹で発酵させた自家製味噌にナスやニンジンの塩漬けを細く切って混ぜ合わせた「納豆味噌」もあります。

さらに姫島ではサツマイモを主食と言っていいほどたくさん食べます。郷土料理である「いもきり」は、サツマイモの粉を練ってうどん状にして、ダイコン、ニンジン、ゴボウ、長ネギといったてんこ盛りの野菜や豆腐と一緒に煮込んだ日常食です。定番のおやつには干した薄切りのサツマイモともち米を練り合わせた「かんころ餅」があります。

姫島の人びとの寝たきり期間が短い、すなわち健康寿命が長い理由を、食習慣から見ると、やはりサツマイモをたくさん食べるところにあるのだろうなと思わざるを得ませんでした。

こうした野菜と海藻、そして味噌という食習慣は、島根県の知夫里島《ちぶりじま》でも同じでした。知夫里島は隠岐諸島にある島で、黒毛和牛の畜産業が盛んな地域ですが、やはり地元の人びとは牛の肉を食べないのです。野菜の煮しめ、「じんば草」という海藻の漬物や酢味噌あえをよく食べていました。知夫里島の味噌は大豆と麦に米麴と麦麴を加えて作る「なめ味噌」で、塩分ひかえめで甘みがありました。塩分をひかえることは健康長寿のポイントでもあります。

食習慣のメインが野菜なのは、島ばかりではありません。全国の市区町村のなかで高齢化率が最も高いことで知られる群馬県の南牧村《なんもくむら》でも、とにかく野菜をいっぱい食べていました。きしめんのような幅広のうどんに畑の野菜や山菜をたっぷりと入れて煮込む「おきりこみ」、味噌に砂糖やゴマを加えてシソで巻いて食べる「シソ巻き」、おやつには黒糖に含まれるオリゴ糖がたっぷりの「くるみのゆべし」が思い出されます。また南牧村は坂道だらけの段々畑の村でしたから、日常生活をしているだけで足腰が鍛えられる地域でもありました。

ことほど左様に健康長寿地域では、野菜中心の食生活を送っていました。もちろん、これらの地域でも研究用のウンチをいただきましたので、私たちは分析に励みました。

そして私は、ひとつの長年にわたる課題に結論を出そうと考えました。「健康長寿につながる腸内細菌は何か？」。その答えこそ「長寿菌」グループの特定だったのです。

長寿菌というアイデア

そもそも「長寿菌」グループを特定するというアイデアは、健康長寿の地域でフィールドワークを続けていた当時、あるご家族のウンチを分析したときに浮かんできたものでした。

そのご一家は山梨県の小淵沢《こぶちさわ》にお住まいだったのですが、健康長寿という年齢層のご一家ではありませんでした。日常的に野菜を食べる食生活を続けておられ、動物性脂肪類はめったに食べず、飼っている鶏を食べる機会がたまにあるだけという食習慣のご一家だったのです。その野菜はすべて自給自足で、野菜を育てる肥料は自分たちのウンチを落ち葉に混ぜたものでした。つまりかなり厳密な菜食主義のご一家だったのです。

こういうライフスタイルのご一家を、旧知の大学教授が紹介してくれたので、興味を惹かれた私が調査をお願いしたのでした。このご一家のウンチを分析すると、フィーカリバクテリウム（＝大便菌）とラクノスピラという腸内細菌が、特徴的に多く検出されたのです。つまり、菜食主義者のウンチからは、これらの菌が多く検出できるということです。

これらの菌は「酪酸産生菌」と呼ばれ、「食物繊維」から「酪酸」という物質を作ります。その酪酸は、がん細胞の抑制、腸粘膜の正常化による免疫向上、腸管機能向上効果による消化・吸収の促進など、有益な健康効果があることがわかっています。

とりわけ大便菌は、新しく発見された珍しい菌ではなく、古くからその存在が知られ、日本人ならば誰でもが持っていると言っていい腸内細菌です。しかし培養するのがむずかしかったので、その実態がつかめていなかったのです。それが近年に発達した遺伝子解析法によって実態があきらかになりつつある菌でした。大便菌に代表される酪酸産生菌が弱っていると、たとえば風邪をひきやすくなるなど、体の衰えをもたらすことがわかってきていました。

それまでにフィールドワークをしてきた健康長寿地域の人たちのウンチからも多くの酪酸産生菌が検出されたことから、私はピンときたのです。

「野菜をたっぷりと食べる食習慣は、食物繊維を大量に摂ることだから、おのずと酪酸産生菌を増やす。酪酸産生菌が増えれば酪酸の産生を促進させるので、これが健康長寿のカギになっているに違いない」

この発想は、健康長寿地域における野菜中心の食生活と腸内細菌を、新たな視点をもって関連づけるものになりました。

そこで私は、大便菌とラクノスピラ、そしていわゆる「善玉菌」としてよく知られるビフィズス菌の三つの菌を、ひとつのグループにまとめて「長寿菌」と名づけ、フィールドワークによって検証してみようと考えたのです。

三つの菌をひとつの長寿菌グループにしたのは、ビフィズス菌だけがもてはやされて健康の要として考えられる傾向が強いことに私は少々の疑問をもっていたからです。なぜなら、ビフィズス菌はつねに腸内にいる常在菌であるがゆえに、他の常在菌と複合的な働きをする、理由や役割があると私は基本的に考えるからです。ビフィズス菌だけがものすごく良い働きをするのではなく、他の未知なる常在菌の力もあって、それらが複合的に働くからこそ腸内環境を良くしていると考えたわけです。

そうした考え方から、私は長寿菌と名づけるならば、それは菌のグループであるべきだろうと発想したのです。

この長寿菌という新しい観点をもって、私はテレビ番組と組んだフィールドワークを続けることにしました。

予想を超えた分析結果

私たちは、再び奄美群島へ行きました。前回は奄美大島でしたが、今回は徳之島です。徳之島は奄美群島のなかでも抜きん出た「長寿の島」でした。当時の人口約六六〇〇人のうち、百寿者は二二名もいました。すでに書きましたが、当時の百寿者の全国平均は一〇万人あたり四二・六六人です。徳之島の人口が一〇万だとすると桁違いの三三・三人いる計算になり、数字を比べただけでも約七・八倍という、べらぼうな長寿の島なのです。『ギネスブック』の長寿記録に登録されていた歴代の世界一の百寿者が二人もいたということもあって、徳之島は長寿島として有名でした。

その徳之島の日常食で欠かせないのが豊富な種類の島野菜で、これらをバラエティに富んだ調理方法で食べていました。たとえばパパイヤは、漬物、酢の物、炒め物はもちろん、あらゆる料理の和え物にしていました。ひとつの食材をさまざまな調理方法で食べるのは野菜に限らず、海藻のアオサなどは天ぷらにしたり炒め物にして食べます。アオサは食物繊維がゴボウの七倍もある海藻です。そしてやっぱりサツマイモをたくさん食べるのです。お年寄りはこぞって畑仕事をしていましたから運動量も十分です。私たちは百寿者を含めた島のお年寄りたちからウンチを提供していただきました。

次に調査取材へ行ったのは沖縄県の南大東島です。沖縄本島から飛行機で一時間、フェリーだと一三時間もかかる離島です。

南大東島へ行ってすぐに気がついたことは、スポーツ施設が多いことです。島をあげてスポーツを振興していて、毎年春の運動会は二日がかりだそうです。

日常の食生活はパパイヤの炒め物、ウリの漬物、ソーキ汁という豚あばら肉を煮込んだ味噌汁。このソーキ汁はどっさりの昆布と冬瓜をグツグツ煮込んで作ります。そしてここでもサツマイモをたくさん食べます。蒸して主食のように食べるし、紅芋の天ぷらは定番のおやつでした。この南大東島でも百寿者を含めてお年寄りたちのウンチを提供してもらいました。

こうして集めた徳之島と南大東島のウンチを研究室へ持ち帰り、長寿菌をメインテーマとした分析を開始したのです。

その結果は、予想を超えたものでした。元気なお年寄りのウンチからは長寿菌がいっぱい検出できたのです。腸内細菌全体に占める長寿菌の割合は六〇パーセント前後でした。南大東島の一〇一歳の男性は、大便菌だけで六〇パーセントもいて、長寿菌の合計では八〇パーセントという、信じられないような素晴らしい数値でした。

この分析結果を踏まえ、さらにいままで集めてきた健康長寿地域の分析結果を再チェックしてみたところ、やはりどの地域でも長寿菌が六〇パーセント前後を占めていることがわかりました。

こうした結果から得た私の結論は「長寿菌が腸内細菌の四〇パーセントから六〇パーセントを占めていれば、健康長寿が達成される」というものでした。

食生活と長寿菌の関係

いままで紹介してきたフィールドワークから、健康長寿を達成できる腸内環境は、食生活で維持されることがご理解いただけたと思います。

しかし、都会生活者の方々は、何をどう食べたらいいのかと、戸惑いませんか。健康長寿地域の百寿者のみなさんは、自給自足の新鮮な旬の野菜を食べ、海からは海藻、山からは山菜などを採り、伝統的な地域の食習慣を何十年も積み重ねることができます。

ところが大都会生活では、自給自足は考えられません。野菜の自家栽培をやってみたくても、耕すべき畑を確保するのもひと苦労で、せいぜいマンションのベランダでプランター菜園をやるのが関の山でしょう。また、商店街が廃れてきているので、たとえば八百屋さんへ行き対面販売で旬の野菜や新鮮な食材を勧められて入手するということが、だんだんと難しくなっています。スーパーマーケットやコンビニで食材を自分で選んで手に入れて、食生活を成り立たせているのが都会生活者です。

もうひとつの側面として、時代的な日本人の食生活の変化と病気発症のメカニズムも考慮して、現在の食生活を考えなければならないことがあります。たとえば肉やハム、ソーセージなどの加工肉の摂取量が、一九五〇年代の高度経済成長期から六〇年間ほどで一〇倍から一五倍になっているというデータがあります。この六〇年間で大腸がんでなくなる人が男性で一一倍、女性で八倍にも急増した事実と合致しているのですが、これは偶然ではありません。動物性脂肪を摂取しすぎると腸内環境が悪化することは、私たちの調査研究でもあきらかになっています。もちろん大腸がんは生活習慣病なので、肉食の過多だけでなく「野菜不足」「運動不足」「アルコール多飲」も重大な要因になっています。

大腸は腸壁を通じて全身とつながっていますから、大腸にがんが発症すると、それはリンパ節や肝臓、肺、乳房などに広がってしまう危険性があります。また、がんに限らず大腸が悪くなると全身の病気の発生源になる可能性が高いのです。そもそも人間はいろいろな病気をしますが、種類でいえば腸の病気がいちばん多い。

その大腸を守るには、よく食べてよく寝て運動をするという健康的な生活が基本になります。なかでもやはり食生活に注意を払うことは重要です。

まず最初にお伝えしたいのは、野菜を食べないとがんになるリスクが高まることです。日本の厚生労働省は「一日に野菜三五〇グラム」を推奨していますが、現実の日本人の野菜摂取量は男女ともに二九〇グラム以下です。かなり不足しているのです。

短期間でも長寿菌が増加

野菜を食べると長寿菌が増えることを、図らずも確認できたことがあります。テレビ番組の制作に協力して、食習慣を改善するダイエット法についての簡単な実験をしたときのことです。この実験の主目的はダイエットだったのですが、長寿菌に関して思わぬ結果が出たのです。

ぽっちゃり気味の男女九人のタレントを三人ずつ三グループに分けて、それぞれ通常の食生活をしながら、指定の食物を追加して二〇日間食べてもらいました。

追加してもらった食物は次の三種類です。

A：一日に野菜三五〇グラム
B：一日に一二グラムのオリゴ糖シロップをかけた三〇〇グラムのヨーグルト
C：AとBの両方

その結果、三グループともに体重が減少しました。

野菜を追加したAグループの三人は、〇・一～二・三キログラムの体重減少です。〇・一キログラムは測定誤差と言っていいぐらいですが、二・三キログラムも痩せた人がいたのは驚きでした。

ヨーグルトを追加したBグループの三人は、二・四～六・五キログラムの体重減少で、とてもダイエット効果が大きかったのです。

そして、野菜とヨーグルトの両方を追加したCグループの三人は、一・九～五・四キログラムの体重減少で、これもまた大きなダイエット効果が出ました。

このとき、実験に参加した九人全員の腸内細菌も当然のことながら調べました。すると、そのうち二人が長寿菌を増加させていたのです。野菜を追加したAグループの女性一名、野菜とヨーグルトの両方を追加したCグループの男性一名です。どちらも野菜を食べていたグループの方です。

増加していた長寿菌は、長寿菌の三役である、大便菌・ラクノスピラ・ビフィズス菌でした。たった二〇日間の実験で長寿菌が増えたのです。

野菜やヨーグルトに大なり小なりのダイエット効果があることもわかったのですが、私には二〇日間で長寿菌が増えた二人がいたことの方が納得できました。

これは簡単な実験であり、研究室で行う本格的な実験とは違いますが、野菜を多く食べると長寿菌が増え、ダイエット効果も出る人がいたのは事実です。しかも従来の食習慣を変えずに、野菜やヨーグルトを追加して食べるだけで、これらの効果があったのです。食生活に気を配ること、とくに野菜を食べることは、健康でいることの基本中の基本なのだと、このときもつくづく思いました。

食物繊維を多く含む食材

では、どんな野菜を食べたら長寿菌が増え、腸内細菌のバランスがよくなって健康増進につながるのかを説明したいと思います。

基本の心得は、とにかくいろいろな野菜をたっぷり食べることです。また、生野菜よりも加熱した野菜の方が大量に食べられることを覚えてください。

とくに私がお勧めするのは、食物繊維を多く含んだ野菜となります。そうするとセロリやレタスが出てくると思われるでしょうが、案外そうとも言えないのです。

私が最初にお勧めするのは「切り干しダイコン」です。

切り干しダイコンを一〇〇グラム食べると、約二一グラムの食物繊維が摂れます。食物繊維の一日の推奨量は男性二一グラム以上、女性一八グラム以上ですから、これだけでOKなのですが、一〇〇グラムの切り干しダイコンを水で戻して一度に食べるのは、よほど好きな人でなければ無理だと思います。五〇グラム食べて一〇グラムほどの食物繊維を摂るという方法が現実的でしょう。

次は「インゲン豆と大豆」です。

インゲン豆は、茹でてサラダやおひたし、これまた食物繊維に富む炒りゴマで和えるといった、ごく平凡な調理方法で構いません。

一方の大豆は、納豆や枝豆などさまざまですが、しかし大豆から作る豆腐は食物繊維が多くありません。ところが豆腐のカスだと思われているオカラの方がはるかに食物繊維が多いので、オカラを食べるのもよい方法です。

そして「芽キャベツ」です。茹でたキャベツ一〇〇グラムでは二グラムの食物繊維しか摂れませんが、茹でた芽キャベツ一〇〇グラムからは五・二グラム摂れます。

「キノコ」もいいです。シメジ、シイタケ、エノキダケ、マイタケなどは、茹でた一〇〇グラムからだいたい三〜七グラムの食物繊維が摂れます。食用のキノコとしてまだよく知られていないアラゲキクラゲは、茹でた一〇〇グラム中に一五グラムも食物繊維が含まれています。

先ほど紹介した南方の健康長寿地域で必ず食べられていた「サツマイモ」は、蒸した一〇〇グラムで三・八グラムの食物繊維が摂れます。便通を促すヤラピンという物質も含まれていますから、サツマイモは腸内環境を良くする理想の食べ物でしょう。

他のイモ類も食物繊維が豊富ですが、たとえばヤマトイモは煮たり蒸したり揚げたりすったりした一〇〇グラムで二・五グラムほどです。ちなみにコンニャクイモから作るコンニャクは一〇〇グラムで三グラムの食物繊維が摂れます。

その他、食物繊維と聞けばすぐに思い出すゴボウ、免疫を高めると言われる多糖類も含んだオクラやダイコン、カブの葉もお勧めです。

野菜以外に食物繊維が摂れると言ったら、やはり海藻です。

ワカメ、モズク、コンブ、ヒジキ、アオサなど海藻は酢の物でも汁物でも、日本食好きなら美味しく食べられる食材です。ちなみに日本人は海藻を食べると食物繊維だけではなくエネルギーも得られます。

二〇〇五年に私たちが発見した腸内細菌にプレビウス菌があります。プレビウスの語源は「ありふれた」という意味ですので、この菌は日本人特有の菌ではありません。しかし日本人の腸にいるプレビウス菌だけは、海藻の食物繊維を分解してエネルギーを得られる遺伝子が存在しているのです。これはフランスの研究チームが、アメリカ人の腸内プレビウス菌と日本人のそれを遺伝子レベルで解析して比較し、科学雑誌の『ネイチャー』に発表した研究結果なのです。

日本人のプレビウス菌だけが特別なのは、おそらく大昔から海藻を食べてきたからでしょう。海藻に付着している「海洋細菌」を腸内に取り入れているうちに、海藻の繊維を分解できる遺伝子がプレビウス菌に取り込まれたと考えられます。

これから海藻を食べるたびに、きっと我らが腸内にいるプレビウス菌のことを思い出すでしょう。

野菜と海藻をたっぷり食べることを学んだ後、次に頭に浮かぶのは発酵食品です。発酵食品ならばヨーグルトと乳酸菌飲料をお勧めします。それも「トクホ（特定保健用食品）」のマークがついたものであれば、ヒト試験を通じた科学的な根拠があり、腸内環境との関係性がきちんと実証されている食品です。

また、昔ながらの日本の納豆や西洋のチーズも研究がいき届いている発酵食品です。発酵食品の野菜ならば、キムチという人もいるでしょう。キムチはご飯や肉などと一緒に食べると美味しく乳酸菌も含まれていますが、腸内環境との関係性については残念ながらまだまだ科学的な研究が不十分です。研究が進むことを願いますが、いまのところ私の口から「腸内環境に良い」と断言することはできない状況です。

体重八八キロだった私

生活習慣を見直そうと書いている私が、自分自身の生活習慣について、実はぜんぜん見直していなかったという話をこれから書きます。

五〇歳を過ぎた頃でした。ハッと気がつくと体重が八八キログラムになっていたのです。ハッと気がついた、というのは自分で自分につく嘘だったかもしれません。ベストの体重は七〇キログラムほどですから、体重が増加しているなということはわかっていたのですが、五〇歳の働き盛りでしたから、仕事に熱中するあまり気にしていなかったのです。

ごめんなさい。また自分で自分に嘘をついたようです。仕事に熱中していたのは本当ですが、実は体重の増加を気にしていました。なにしろ下腹部に脂肪がついて、お腹がぽこんと出てきていたので、メタボリック・シンドローム（内臓脂肪症候群）を何となく心配していました。

みなさんもよくご存じのとおり、お腹のまわりに脂肪が蓄積してきて内臓脂肪型肥満が起きている状態のことで、略して「メタボ」と呼ばれ、高血圧や高血糖、脂質異常症を引き起こしやすくなります。

腸内細菌研究をライフワークとしてきた者としては、自分の肥満を考えると、これは腸内細菌の具合と関係があるのだろうな、とは考えていました。

アメリカのワシントン大学のジェフリー・ゴードン博士の研究チームが、腸内細菌のなかに、いわゆる「太らせ菌」がいるという研究発表をしたのは二〇〇六年のことですが、その以前から世界中の腸内細菌研究者が肥満と腸内細菌との関係を疑っていたのは事実です。しかし科学的に関係をあきらかにして解明できていませんでした。そういう時代に私は自分の肥満について、ふと考えるようになったのです。

ちなみにジェフリー・ゴードン博士の研究チームは、二〇一三年になると腸内細菌のなかに「痩せる菌」があることも発表しています。

しかし、痩せる菌がわかったからといって、その菌を肥満に悩んでいる人へ移植すれば、肥満を防止できるという単純な話にならないことは、これまでこの本を読んで下さっている読者のみなさんにはご理解いただけるでしょう。

「太らせ菌」も「痩せる菌」も、すべてはその人の腸内環境バランスのなかで働くのであって、仮に肥満の人に「痩せる菌」を移植したって定着するはずがないのです。今後、医科学が進歩して腸内環境のバランスを整える薬ができたとしても、それは対症療法の薬であって、やはり腸内環境のバランスを根本的に整えるのは食生活と運動という、日常の生活習慣であるはずです。

しかしながら、自分のベスト体重より二〇パーセントも体重が増えて肥満状態となって、メタボが心配になっていた私は、無類の肉好きです。肉を食べていればうれしく満足で、野菜嫌いでしたから、野菜を積極的に食べていませんでした。しかもお酒も大好きです。いまでこそ「肉食偏重とお酒の飲み過ぎは腸内環境をおかしくして肥満の原因になる」などと書いたり話したりしていますが、自分のことになると大好きな食生活を変えられない、煮えきらない中年男のひとりだったのです。

でも私は、やると決めたら納得するまでやる性格ですし、凝り性であるのも事実です。だからやる気になるだけで、やり出すはずです。しかし食生活というのは健康のためだけにあるわけではなく、それは人生における日常的な楽しみのひとつですから、自分の肥満解消のために食生活を変えるという踏ん切りがなかなかつけられなかったのです。きっと肥満解消を得ようとしたら、大好きな食生活を失うと考えすぎていたのでしょう。

ところがある日、生活全体を検討し直して、生活設計のバランスを整え直せばいいのだと気がついたのです。好きな食生活を全部我慢して、改善された食生活に急激に変化させるのは、いかにも性急で非現実的な考えでした。大切なのは、ここでも生活のバランスなのです。そのようなポジティブ思考になったのです。そして私は肥満対策へのチャレンジを開始しました。

ウンチ博士の肥満対策

結果的に私は、二年の歳月をかけて一〇キログラムほど体重を減らすことに成功しました。身体が軽くなって動きが良くなり、頭もすっきりして集中力が高まったように感じました。悩んでいた花粉症が大幅に軽減したのにも驚きました。

自分の身体が自分の思うようになって、五〇歳からもうひと踏ん張りして研究に打ち込み、健康第一の高齢者を目指すという身体になったと思いました。

要するに毎日の生活が気持ちよく送れるのです。こういう身体を手放すことはできないと思いました。その思いが今日まで続いて、私は改善された日常生活を今も維持できています。

ここからは、私の日常生活と食生活を詳しく書きます。もしも参考になるところがあったらぜひ取り入れてください。きっと気持ちよく生活できる身体を取り戻すことができるでしょう。

朝は四時三〇分に起床します。夜は一一時三〇分にベッドに入りますから、睡眠時間は正味四時間三〇分ぐらいです。睡眠時間は短い方ですが、私はもともとショートスリーパーですので、スッキリと目覚めることができます。睡眠時間には個人差があるのですが、私が知る限りの研究発表では、一般的には七時間がベストだと書いてありました。

目覚めるとすぐにウンチをしたくなります。便意というのは私の場合、ちょっと我慢すると消えてしまうところがあるので、ウンチをしたくなったら必ずトイレへ行きます。朝はあわただしい時間を過ごしている人が多いと思いますが、ウンチを我慢して時間を捻出しようというのは便秘の原因を作っているようなものです。ウンチを我慢していたために便秘症になってしまったという人は少なくありません。ウンチがしたいときは必ずした方がいいと思います。

朝一番のウンチは、ストーンと気分よく二本出まして、その量は決まったように約二〇〇グラムです。どうしてウンチの重さがわかるかといえば、トイレに入る前と後に体重を量るからです。また、流す前に必ずウンチをよく観察して、色や形に異常がないかどうか確認することも大切な健康管理のひとつです。

そのあと愛犬を連れて散歩に出ます。一時間三〇分ほど歩いて約一万歩です。散歩の歩数にも個人差がありますが、よく推奨されているのは一日九〇〇〇歩以上で、四～五キロメートルぐらい歩くといいようです。都会生活の人が電車で通勤通学していると、それだけで一日三キロメートルほど歩いているというデータがありますが、ならば帰宅時に一駅前で降りて歩くと合計で五キロメートルぐらいになるでしょう。

散歩のときは両腕と両足に二キログラムずつ合計八キログラムのスポーツ用の重りをつけます。全身の筋肉を刺激するためで、ウンチとの関係で言えばウンチを押し出すインナーマッスルも刺激されます。腸内環境が良好になっても、ウンチを押し出す筋肉の力がないとスッキリとした排便は望めません。私の場合、この重りの効果がとても大きかったようです。

汗をかいて散歩から帰ったら「スペシャルドリンク」を飲みます。

レシピは、ヨーグルト三〇〇グラム、豆乳一〇〇ミリリットル、バナナ一本、抹茶を適量、ハチミツも適量、サプリメントのアルギニン粉末も適量で、これをミキサーにかけると五〇〇ミリリットルほどの量になります。散歩の後ですから喉が乾いているので、このスペシャルドリンクを一気に飲みます。

このドリンクは腸内細菌を研究してきた私が、私のために考案したのですが、みなさんのご参考になると思います。なぜ、「私のために考案した」と念を押すのかと言えば、実は私はヨーグルトが好きではなかったからです。日本でヨーグルトが一般的になるのは一九七〇年代ですから、その時代に成人していた私は子どもの頃からヨーグルトを食べる食習慣がなかったので、あの酸っぱい感じが好きではありませんでした。そのためにヨーグルトだけを食べるのが苦手なのです。そこでスペシャルドリンクを作って飲むようになりました。

このスペシャルドリンクのレシピの意味を説明します。

ヨーグルトは、ご自分の好きなブランドを選べば良いのですが、すでに書いたように「トクホ」のマークがついたヨーグルトがお勧めです。私はビフィズス菌を含んだヨーグルトが好みです。

豆乳は、大豆のもつ栄養成分をもっとも多く含んでいて、タンパク質、大豆オリゴ糖などが豊富です。

バナナは、食物繊維とオリゴ糖が含まれていて、とても栄養価が高い果物です。

抹茶は、茶葉を粉末にしてドリンクに混ぜると、熱湯ではほとんど抽出されないビタミンA、C、Eなどのほか、赤ワインの成分として知られるポリフェノールも摂れます。また抹茶は活性酸素を除去する作用があります。活性酸素は増えすぎると、がんなど生活習慣病を引き起こすので、その除去作用を期待して抹茶を混ぜています。

ハチミツには、ビタミンBとミネラル（カリウム、ナトリウム、リン、カルシウム、マグネシウムなど）、イソマルトオリゴ糖などが含まれています。また、このスペシャルドリンクの味を甘く飲みやすくし、エネルギー補給になります。

さらにアルギニン粉末を加えます。これは、「準必須アミノ酸」と呼ばれています。細胞の新陳代謝を促進し、成長ホルモンを合成する材料になるのですが、私としては免疫機能増強や血流改善の効果に注目し、これはアンチエイジング（老化防止）にもつながると考えています。

このスペシャルドリンクをごくごくと飲み干した後は、朝食です。朝食は和食で、主食は米飯ではなく玄米ごはんです。また汁物は味噌汁ではなく野菜スープで、旬の野菜をたっぷりと入れます。つけ合わせの一品は、焼き鮭か、納豆、メカブ、オクラ、ナメコのネバネバ系をどれか一鉢つけます。

朝食を食べた後は、二回目のウンチをします。これでお腹のなかがスッキリして、さあ出勤です。

研究室での仕事は培養をしたり論文を読んだり、会議をしたりとさまざまですが、仕事の合間に休みをとってヨーグルトをおやつに食べます。ヨーグルトが苦手な私の場合、ヨーグルトをよく振って液状にして、食べるというよりは飲んでいました。

そして昼食ですが、これはランチタイム開始の正午ではなく、一時間遅らせて午後一時から食べます。朝食で食べた野菜スープを保温容器に入れて持参して食べるのと、研究室の給湯室で、たとえば「メカブとワカメの玄米雑炊」を作って食べます。この雑炊はメカブとワカメだけでなく、オクラやナメコといった旬の野菜などを加えてバラエティをつけています。

夕食は午後七時からで、家で食べるときは魚や野菜中心ですが、肉も食べます。週に三回ぐらいは、仕事関係者や友人と外食というか一杯やることが多く、私は赤ワインと日本酒が好きです。酒の肴は油っぽいものを避けてサラダや野菜の炊き合わせ、煮物や魚料理を選んでいます。残業があるときは研究室の食堂で夕食を食べることになるのですが、たいてい魚料理の定食を選びます。

しかし、肉料理を食べない私の人生はあり得ないのです。それほど私は肉好きです。とはいえ動物性脂肪の摂りすぎは大腸がんのリスクを高めるわけですから、極端な人は「肉はいっさい食べない」と言ったりします。でも、菜食主義の食生活を楽しんでいる人ならばいざしらず、肉を食べたければ食べたらいいと思います。問題になるのは「肉の食べ過ぎ」であって「肉を食べること」ではありません。たしかに健康長寿地域で暮らす人びとは、肉や魚をほとんど食べていませんでした。だけれども食べたい物を食べないでいる人生は、なんと味気ないものでしょう。

脂肪の摂り方

動物性脂肪といっても、がんリスクを高めるのは、牛や豚などの動物の肉です。脂肪は、常温で固まっている「飽和脂肪酸」と、常温で液体の「不飽和脂肪酸」の二つに分類されています。牛や豚の肉は飽和脂肪酸が多く含まれていますから、これを無闇矢鱈《むやみやたら》に食べ過ぎると、たしかにがんリスクが高まります。しかし、食べ方というものがある。肉を楽しんで食べるためには、同時に野菜をたっぷり食べることをお勧めします。どのくらい野菜を食べるのがいいかといえば、最低でも食べた肉の三倍は野菜を食べる。こうすれば野菜の食物繊維が大腸をすっきりと掃除してくれるはずです。

また、動物性脂肪でも魚の脂分は、植物性油に近いので、がんリスクは少ないでしょう。

脂肪や油の話になったので、油脂の摂り方についても、アドバイスしておきましょう。

動物性の油より植物性の油がいいというのは、ひとつの目安であって、実は植物性の油でも、選んでバランスよく摂るべきなのです。

食用油には「オメガ脂肪酸」という分類があります。最近はスーパーに行くとオメガ脂肪酸を謳《うた》う商品がたくさん並んでいるので、ご存じの方も多いことでしょう。これらは不飽和脂肪酸の仲間で、細胞膜や脳細胞の材料になる重要な成分です。食用としては主にオメガ三、オメガ六、オメガ九があり、それぞれ分子構造が異なります。このうちオメガ三とオメガ六は「必須脂肪酸」と呼ばれ、体内で合成されにくいため、特に食べ物として摂り入れる必要がある脂肪酸です。この三つをバランス良く摂ることが健康には欠かせないのです。

では、オメガ三を多く含む油をご存じですか。それはエゴマ油やアマニ油です。エゴマ油はシソ科植物のエゴマが原料で、アマニ油の原料はアマ科植物のアマニです。オメガ六は皆さんお馴染みのサラダ油とゴマ油に多く含まれていて、オメガ九はオリーブ油に多い。ちなみに動物性でも青魚に含まれる油はオメガ三脂肪酸です。

こうして並べてみると、すぐに理解できることは、日本人の一般的な食生活はオメガ六に偏っていることです。最近はオリーブ油を使う人が多くなりましたが、エゴマ油やアマ

脂肪酸の種類

脂肪酸

不飽和脂肪酸

- 常温で液体
- 植物性食品や魚類に多く含まれる
- 細胞膜の重要な構成成分
- 飽和脂肪酸に比べ酸化しやすい

飽和脂肪酸

- 常温で固体
- 乳製品、肉の脂身などの動物性脂肪、ココアバター、ココナッツ油、やし油など熱帯植物の油に多く含まれる
- 過剰摂取は血液中のコレステロールを増加させ、動脈硬化を促進

一価不飽和脂肪酸

体内で飽和脂肪酸からも合成できる脂肪酸で、オレイン酸やエルカ酸などが代表的

多価不飽和脂肪酸

体内で合成できない必須脂肪酸。
オメガ6系:オメガ3系=4:1で摂取するのが望ましいとされている

オメガ9脂肪酸

血中の悪玉コレステロール濃度を下げるといわれ、動脈硬化や高血圧を予防する。また、腸の働きを活性化するため便秘予防にも効果がある。

例: オリーブオイル、アボカドオイル、アルガンオイルなど

オメガ6脂肪酸

リノール酸が代表的。血中の悪玉・善玉両方のコレステロール濃度を下げる働きがある一方、過剰摂取はアレルギー疾患や動脈硬化を促進する。

例: べにばな油、コーン油、ゴマ油、サラダ油、マヨネーズ、ひまわり油など

オメガ3脂肪酸

血中の悪玉コレステロール濃度を下げるといわれ、動脈硬化や高血圧を予防する。また、腸の働きを活性化するため便秘予防にも効果がある。

例: エゴマ油、アマニ油、魚類に多く含まれるEPA・DHAなど

ニ油はほとんど知られていないと思います。そのぐらいオメガ六のサラダ油とゴマ油に大幅に偏っていることがわかるはずです。オメガ六の油に偏りすぎると、アレルギー症状や炎症、血管の老化、認知症といった疾患を招くと指摘している研究者がいますから、植物性油でもバランス良く摂ることが必要でしょう。

エゴマ油やアマニ油を毎日スプーン一杯飲むという健康法が提案されたり、サラダやパン、カルパッチョや豆腐にオリーブ油をかけて食べたり、炒め物や蒸し物にもオリーブ油を使う人が多くなりました。バラエティ豊かな食生活を楽しむ意味でも、さまざまな油を使い分けることをお勧めします。

ついでに水の飲み方もアドバイスしましょう。食物繊維だけを多く摂っても水分が足りなければウンチは硬くなるので、ツルリとした良質のウンチをするためには水分が必要です。また私たちの身体は約六〇パーセントが水分なので、これが不足するとバランスが崩れますから水分を補給しなければなりません。

私は一日に二リットルの水分を摂ることを目安にしています。毎日一万歩を歩くと大汗をかきますので、水分補給は多めにしています。とはいえ水分代謝の効率には個人差があり、水分を多く摂取しすぎると、お腹がダブダブになったり、身体にむくみが出てしまうことがあります。泌尿器科の医師は一日に一・五リットル程度と言っています。水分を摂りすぎると泌尿器に負担がかかると考える医者もいます。高齢になると頻尿を恐れて水分を控えめにしている人がいますが、一日八回以上おしっこをする頻尿はまた別の病気ですから、一日一・五リットル程度の水分を摂取して、頻尿であれば泌尿器科の医者の診断をうけて頻尿を改善した方がいいと思います。

以上の私の食生活と日常生活は、規則正しい健康的な生活をして腸内環境のバランスを整えるのが目的ですが、ストレスの解消ということを忘れてはなりません。ストレスは科学的に解明されていないところが多いのですが、仕事に追われたり悩んだりするとストレスが溜まってくるのがわかります。これを解消しておかないと健康が維持できません。

お酒が好きなので友人たちと一杯やって会話を楽しむのもストレスの解消になりますが、趣味の時間も大切にしています。最近の週末は燻製作り、ガーデニングを楽しんでいます。若いときからやってきた趣味を継続しているのも楽しいですが、新しい趣味にチャレンジするのも楽しいものです。五〇歳の頃に始めた趣味にチェロ演奏があります。チェロの名手であるヨーヨー・マに憧れて、月に三回ほど個人レッスンを受けています。楽器の素養がなかったので、まさに五〇の手習ですが、とても新鮮な気持ちになれます。

ストレス解消といえば入浴も効果があります。お風呂につかれば一日の疲れを癒すことができますし、質の良い睡眠にも有効です。そして一一時三〇分にはベッドに入ります。

こういう日常生活を二年ほどしてみたら、たしかに一〇キログラム痩せて、花粉症に悩むことがなくなりました。腸内細菌の研究者としては、腸内環境のバランスが整ったからだと言うわけですが、気持ちよく日々をすごすためには規則正しい生活をすること以外になかったのです。

腸内環境のバランスを良くする特効薬はなく、やっぱり日々の食生活を楽しみながら健康管理するのがいちばんなのでした。

第四章　腸内細菌研究の最前線

ピロリ菌が腸内細菌研究に与えた影響

すでに何度も書いていますが、私の腸内細菌研究のスタートは、大腸の病気が発症する原因を解明することでした。

とりわけ大腸がんをターゲットにしてきましたが、私がこの研究に着手した一九七〇年代には、私たちの研究室以外に同様の研究をしている研究者も研究室もありませんでした。

その時代の医学では、腸内細菌を研究しても大腸がんの発症メカニズムは解明できないと思われていたからです。学会で私たちの研究結果を発表しても、関心を示す研究者はほとんどいませんでした。医学の世界でも、大腸の病気の研究はやはり地味な分野で、脳や心臓の病気の研究がスターダムにありました。

ところが一九八〇年代になると、腸内細菌と大腸がんの関係が、俄然と注目を集めるようになります。オーストラリアの消化器内科医師のバリー・マーシャルらが「胃がんとは、ピロリ菌の慢性感染症である」と発表したからです。現在では多くの人びとが知っていることですが、ピロリ菌に一度でも感染するとピロリ菌が胃の粘膜に棲みつくと言われ、胃がんなどの病気を発症させる原因のひとつになります。このことをオーストラリアの消化器内科医師たちが発見し、ノーベル医学・生理学賞を受賞したのです。

この胃がんとピロリ菌の関係性が認知されたために、大腸がんと腸内細菌の関係性に注目が集まるようになりました。

この大きな変化は、私たちにとってありがたいことでしたが、「やっぱり腸内細菌と大腸の病気は関係があったのだ」と偉そうに言えたものではなかったのです。なにしろ現在にいたっても、大腸がんに関して、ピロリ菌のような画期的な発見ができていないからです。研究が遅れていると言われれば、それは私の不徳の致すところですとしか答えようがないのですが、腸は胃にくらべて、あまりにも複雑です。

そもそも腸内細菌の種類は、胃内細菌の種類と比較にならないほど多いうえ、腸は脳と同じく情報を集めて判断する機能があります。ただの消化器というには、複雑すぎるほど複雑な臓器なので、まだまだわからないことだらけです。

腸内細菌の種類は一〇〇〇種類以上だろうと推定されていますが、現時点でわかっている種類は多く見積もっても四〇〇種類です。こうした研究から腸が複雑な臓器であるという全体像はわかってきたのですが、まだ半数以上の種類の腸内細菌は未解決のままです。

だから私は粛々と研究を継続し、若手の研究者を育てていくしかないと考えていますが、このピロリ菌発見のときに、ひとつ学んだことがあります。それは私たちの研究テーマと直接に関係がない研究での大きな成果が、私たちの研究の意義を裏打ちし、後押ししてくれたことです。思わぬことで腸内細菌研究の意義が広く認められた。この経験は研究者としての発想や考え方において貴重でした。視野を広くもつことや新鮮な情報にふれることの大切さを学んだのです。

そのとき、私の研究者としての姿勢が変わったのです。目の前の研究に集中しつつも、広い視野をもって新しい研究方法を開拓していこうという姿勢になりました。

二一世紀が目前にせまってきた一九九五年に、私は腸内細菌の遺伝子解析と分類の研究に取り組み始めました。まったく新しい研究方法へ、チャレンジを開始したのです。

この新路線は、急激な路線転換と見えたらしく、まわりの研究者からは激しいバッシングを受けました。私としては、遺伝子を用いた腸内細菌の解析と分類の研究をせずには腸内細菌の研究が進歩発展しないと考えただけのことでしたが、この新路線は日本の腸内細菌研究の小さな世界に衝撃を与えました。

遺伝子解析という新たな手法

それまでの腸内細菌の研究では、培養という手法が使われていました。

腸内細菌を分離し培養し、自分の目で見えるようにして、それが新しい細菌であれば名前をつけて分類し、そして保存する。

この培養法を駆使して一途に研究してきた私は、培養法で得られた成果を、おそらく誰よりも多く論文にして発表してきた研究者だと思います。その私が、培養法ではなく、遺伝子を用いた腸内細菌の解析研究をするべきだと言い出したのですから、批判の大きな嵐にさらされました。先達たちからは、培養法こそが王道だと叱責され、横道にはみ出るなと批判されたのです。ジェネレーションギャップがあったのは言うまでもありません。

私は培養法を否定しているのではありません。先達たちが独学で切り拓いてきた培養法による腸内細菌研究はパイオニアの研究ですから尊重していますし、今でも重要な手法です。しかし、一九九五年はすでに遺伝子研究が開花していた時代ですし、遺伝子を用いた最新の解析研究が全世界的に始まっていました。

腸内細菌のＤＮＡ配列をデータベース化することで、世界中の研究者と共有できる情報になり、微生物群集の解明へと活かしていける時代の幕開けでした。これは本当に新しく画期的で、かつ絶対的に必要な研究でした。

この世界的な潮流を無視して、二一世紀の日本の腸内細菌研究はありえないと私は思いました。この潮流に参加しなければ日本の腸内細菌研究は孤立してしまいます。科学研究の世界において孤立は、研究を停止することと同じです。

私は批判の渦中にいましたが、何とかそれをかいくぐり、若い研究者とともに遺伝子解析を開始しました。当時の遺伝子解析は、現在とくらべればまだまだ稚拙《ちせつ》なレベルでしたが、若い人と高齢者の腸内細菌を比較する研究や、野菜しか食べないベジタリアンの腸内細菌解析などにチャレンジして、論文を発表していきました。腸内細菌の遺伝子解析法そのものの論文も書きました。私がこうした論文を発表し始めたのは二〇〇〇年代初頭ですが、遺伝子解析に関する論文としては日本で最初の論文だったと記憶しています。

やがて二〇〇〇年代も後半になると「ヒトゲノムの解析が終わったので、次は腸内細菌ゲノムだ」と考えたゲノムの専門家たちが腸内細菌研究へと参入してきます。私たちの研究室でも高価なＤＮＡ分析の専用実験装置を開発したりして取り組みました。しかし、残念ながら時すでに遅しで、それ以前から莫大な国家予算を投入して遺伝子を用いた腸内細菌の研究に取り組んでいたアメリカや中国と比較し、ざっと一五年は遅れをとっていました。その遅れは今も取り戻せていません。

そうした状況にある現在、日本の研究者がすべきは、培養が難しい未分類の腸内細菌研究だと私は考えています。遺伝子的解析と特殊な嫌気培養法をドッキングして、いままでわからなかった能力を持つ細菌を見つけていくことです。培養法は日本人研究者の得意分野なので、基礎研究というより応用研究として発展の方向が見出せるはずです。

さらに、研究の大きなテーマとなり得るのが、長寿と腸内細菌の関係です。日本はあと一〇年もすれば人口の三分の一が六五歳以上になる国です。一五年ほどで四人に一人が七五歳以上になります。このような国において健康長寿と腸内細菌の関係を研究することは、とても有効であり、高い必要性があると私は考えます。

おなかケアプロジェクト

もちろん、こうした応用研究方向へのシフトは、私も推進しています。理研に長くいて、腸内細菌の生態と分類という基礎的研究を継続させていただきましたが、六〇歳で理研を定年退職後、一〇年間かけてやってきた仕事のメインは「腸内の常在菌を用いて健康を管理するためのデータベース作り」でした。

「腸内の常在菌を用いて健康を管理する」とは、いったいどういう意味かと思われることでしょう。もっと嚙み砕いて説明すると、日本人の腸内環境のおおよその傾向がわかるデータベースのことです。それも年齢や性別、快便か便秘気味かといった排便状況、食習慣や運動習慣、家族構成とか地域の生活環境などで分類されたデータベースです。

このようなデータベースがあれば、自分自身の腸内環境を知ることによって、どういう食習慣や生活習慣にすれば腸内環境が改善されるのか、が示されるからです。つまり病気予防や日常的な健康管理に使えるわけです。要するに大腸がんなどの大腸の病気を、ただちに治すためのものではなく、保健・予防のためのデータベースです。

これまでにも腸内環境のデータベースはあるにはありましたが、やはりサンプル数が少なくて、データベースと呼ぶには頼りないものでした。

そこで私は、二〇一〇年から三年間をかけてより多くの人のウンチを集め、それを解析したデータベースを作ろうと考えました。当初一〇〇〇人程度を想定していたのですが、講演会などで話した後に「あなたのウンチを私にください」とお願いをすると、思った以上に集まるのです。腸内環境の改善と健康維持についての関心が高まっていることが実感できましたので、ならば五〇〇〇人にしてみようと計画を拡大したのです。この時点で「おなかケアプロジェクト」という馴染みやすいプロジェクトネームをつけました。

二〇一七年に計画を拡大して実施しようとしたちょうどその頃、新聞や放送に幅広く記事を配信している共同通信社から依頼され、腸内細菌についてのコラムを連載する機会をいただきました。日本中あちこちの地方新聞に掲載されたのですが、その連載でもおなかケアプロジェクトの活動を紹介し「あなたのウンチを私にください」とお願いしたのです。すると、どっとウンチが集まり、たった半年でおよそ二万人ものサンプルが手に入ってしまったのです。「しまった」と書くとまるで悪いことみたいで誤解をされてしまいますね。もちろん、集まったのはありがたいことでしたが、当初予定した数字を大幅に超えるもので、これをすべて解析しデータベース化すると軽く三〇〇〇万円以上も予算をオーバーしてしまう計算だったのです。当然、理研の事務方からはクレームがきて、「こんな赤字を出されたのは久し振りだ」と叱責をうけました。

しかし、せっかくみなさまのご協力でこれだけ集まったのだから、これをなんとか活かしたいとあちこちに掛け合い、企業からのサポートが実現したため、なんとかデータベース化にこぎつけることができました。

関西地方の方のウンチが多かったのですが、だいたい日本全国を網羅していると言っていい分布でした。これらのサンプルを個人ごとに解析していきました。

およそ二万人のサンプルを集めている大規模なデータベースが他にあるという話を聞いたことがないので、おそらくこれが世界最大のデータベースになると思います。ただし、日本で集めたデータですので、生活習慣や食習慣は日本そのものですから、海外の人には当てはまりませんが、日本で暮らす人びとに役立つデータベースになりました。

しかもこの二万人は、一人ひとりそれぞれ一四三項目の生活特性アンケートに回答しています。年齢、性別、住所、家族構成、職業、排便回数からウンチの状態、食習慣など細かなアンケートですので、そのパターンは縦横無尽に分類できる。たとえば二〇代で女性、未婚、一日に三度食事をして、毎日二回排便といった規則正しい生活をしているなど詳細なパターン分類ができるのです。ここまで詳しくなってくると、個人のデータとウンチの解析データは、すべて個人情報になります。したがって全データは理研の倫理委員会で審査をうけて、個人情報保護法にかなった方法で厳重に管理されています。

また、信頼性を高めるために、本人がきちんと回答していない可能性があると判断されたアンケートは採用しなかったので、二万人のウンチのうち、一万七二九一人のデータを解析しました。この絞り込み解析で実用信頼性はぐっと高まったと思います。

男女のウンチの違い

このデータベースによって、あらためてわかったことが本当にたくさんありました。

たとえば、女性のおよそ半数が便秘に悩んでいたことです。いや、もっと正確に言えば、医学的には三日間ウンチが出なければ便秘なのですが、三日間ウンチが出ないことがある人たちが女性には半数いて、そのなかには便秘が日常化しているから当たり前だと思っている人もいるし、毎日ウンチをしていたのに便秘になってしまったと悩んでいる人もいるということです。

一週間に一度しかウンチをしないという女性は珍しくありません。それまでも調査研究のたびに女性は便秘の人が多いという話を聞いたり、データ研究でも女性に多いという結果は出ていました。しかし、それらは伝聞であったり、サンプル数の少ない研究だったので、データに偏りがある可能性はゼロではないし、おおよその傾向しかわかっていなかったと言っていいと思います。それが全国規模で二万人近くのデータを集めてみたら、こんなに多いのだと、あらためて把握できました。

また、こうした便秘に悩む女性たちのなかには、スナック菓子を間食でよく食べていて、喫煙や飲酒の習慣があまりない人たちが案外多いという傾向にあることもわかりました。

その昔、一日三食をきちんと食べずに、スナック菓子ばかりを食べている女性のウンチをいただいて分析したことがあったので、そういう食習慣の人がいることは知っていましたが、それは特別な一人ではないのだとデータが証明したのです。また、主食としてパンをよく食べる人は、米飯を主食としている人より便秘がちになることもわかりました。

女性の便秘傾向について、私たちが多くのデータを持っていなかったというのは、私たちの研究室が女性のウンチにあまり縁がなかったからです。というのは、生理のある年代の女性の腸内環境は変化が著しいので、一般的なウンチの分析研究のサンプルとして適さないのです。「女性の生理と腸内環境の関係」という興味深いテーマの研究が、まだ着手されていなかったので、分析には男性のウンチばかりを使っていたのです。

その男性のウンチと食生活についても、このデータベースで、いくつかの傾向を把握することができました。

たとえば中年男性で一日の排便回数が一回以上で、ゆるいウンチをすることが多く、お腹を下すことも多い人は、習慣的な飲酒と喫煙があって、野菜や海藻などの摂取頻度が低いため食物繊維不足で、麺類や揚げもの、炒めものとコンビニで買う食物の摂取が多い傾向にあることなどです。

この中年男性の日常的な食生活は、まるでテレビドラマで描かれるような典型的なおじさん像です。喫煙習慣を止めようとせずに、昼食は天丼とかカツ丼、中華丼などをもりもりと食べ、仕事が終われば居酒屋へ行ってお酒を飲む。酒の肴は脂っこい肉とか揚げ物。飲んだ後は締めだといってラーメンを食べる。したがって肥満体である。ドラマというフィクションに描かれる想像上の中年男性が、こんなにも多く存在するとは思っていませんでした。こういう男性はいるだろうと想像していましたが、データベースで本当にたくさんいることが実証できたのです。

さらに驚くべき実態も見えてきました。それは、三〇～六〇代における腸内細菌構成の男女差が顕著だったことです。一方で二〇代と七〇代では著しい男女差は認められませんでした。

この腸内細菌構成の違いは、平均寿命の男女差（男性八一／女性八七）に影響を与えている可能性があります。なぜなら、三〇～五〇代の死因には心疾患や脳血管疾患などの生活習慣病が多く、腸内環境との関連が深いことと、一般的に三〇～五〇代の死亡率が平均寿命に大きく影響すると言われているからです。

データベースをどう活かすか

さて、この「おなかケアプロジェクト」のデータベースですが、多くの人たちの健康管理に役立ててほしいことは言うまでもありません。

ただし、腸内細菌解析をベースにした健康管理、つまり腸内環境の改善による保健という考え方が確立しないと、データベースの有効性が活かせません。たとえば、腸内細菌環境調査研究サービスセンターみたいな新しい保健システムがないと十二分に役立たないのです。この保健システムは、公的機関の保健所や病院医院といった既存の医療施設ではない、まったく新しいものを想定しています。

保健とは文字通り「健康を守り保つ」ことですが、では一歩深めて「健康とは何か」という疑問になると、そう簡単には答えられません。世界保健機関（WHO）は、「病気でない」「弱っていない」という理由だけで健康を定義できないとし、「肉体的にも、精神的にも、そして社会的にも、すべてが満たされた状態にあること」と定義しています。

この定義を基本において腸内細菌の研究者である私が考えると、腸内細菌環境のバランスがとれていることが健康だと思うわけです。もちろん、一人ひとりの人間の顔が違うように、腸内細菌環境のバランスにも個人差がある。

そこで私が、こういう保健サービス施設があったらいいなと思うのは、人間ドックとセットになった腸内環境の調査ができる保健サービスシステムです。たとえば、人間ドックで医療検査を受ける一週間前に、それまでの腸内環境を調べるためにウンチを提出してもらって腸内細菌を解析する。次に人間ドックへ入るまでの一週間は腸内環境を有効に調査分析するためのテストミール（内容が一定の試験食）を食べてもらう。そこでまたウンチをもらって腸内細菌を解析する。一週間テストミールを食べることで、腸内細菌に変化や反応があったのかがわかるからです。こうすると腸内環境を細かく調べた結果を、人間ドックの医療的な検査結果に活かしていくことができるのです。

これができれば、病気や弱っているところの治療が始まるのと同じで、肉体の運動量を増やすとか食習慣を改良するとか、生活全般の習慣を改善するなどの、より具体的な方法が判明するでしょう。まさに健康的な日常生活ができるということです。

こういう理想的な保健サービス施設ができたら、腸内細菌研究者も医者も管理栄養士も総動員です。人間というのは複雑な生き物だから、さまざまな専門知識によって、健康であるかないかを判断し、改善の方法をとらなければなりません。

自分の腸内細菌を調べる時代

理想の保健システムのことを言い出すと、これは夢を語ることだから、いささか話が大きくなってしまいました。

腸内環境のデータベースの話に戻りますが、このデータベースの有効性は、日本で生活する人びとから集めたデータで成り立っているから、日本国内限定です。日本で長く生活した人びと専用です。その理由は、ここまで本書を読んできて下さった読者のみなさんは、もうご理解いただいているでしょう。国や地域によって自然環境も生活環境も異なりますし、そして何よりも食習慣が決定的に違います。お隣りの韓国や中国であっても、食べ物も食べ方も水さえも異なります。だからこのデータベースは日本で長く暮らしている人びとに限定されて活用されるものです。

また、ご自分の腸内環境に強い興味があって、腸内細菌を調べてみたいと思われる読者のみなさんには、ある会社を紹介しておきます。理化学研究所認定のベンチャー企業「株式会社サイキンソー」です。

二〇一四年に立ち上げられたサイキンソーは「細菌叢《さいきんそう》で人々を健康に」というスローガンを掲げ、個人の腸内環境を調べる日本の民間企業です。全国各地の医療機関と提携していて検査と専門的なカウンセリングを受けられます。また個人が自宅で検査できるインターネット・サービスもあって、質問表に答えてウンチを検査キットで採って送ればオンラインで検査結果を受け取れる。サイキンソーは、私たちが作った「おなかケアプロジェクト」のデータベースを駆使しているので、検査後のアドバイスは的確です。民間企業ですからすべての検査は有料で、医療行為ではないので健康保険は使えません。

さらに、二〇一八年に腸内細菌解析企業「シンバイオシス・ソリューションズ株式会社」が設立されています。これまで理研と共同で実施してきた腸内細菌解析と生活特性のデータベースを用いて、人びとの疾病リスクを分析し、疾病予防や改善のために食生活や機能性食品のアドバイスと結合させる試みを開始しています。

興味のある読者のみなさんは、サイキンソーやシンバイオシス・ソリューションズをインターネットで検索するでしょうから先に書いておきますが、私は両社のアドバイザーをしています。したがって本書に書いて結果的に手前味噌の宣伝をしていることになりますが、いよいよこのようなサービスを提供する会社が日本に登場してきたという情報は貴重だと思います。大腸の病気や不具合がある人たちにも良い情報になり得ると思います。

第五章　新型コロナに腸能力で対抗する

新型コロナウイルスと腸内環境

二〇二〇年は、新型コロナウイルス（COVID‐19）感染拡大が始まった年として、世界史に記録されることでしょう。

国や地域を超えて新型コロナウイルス研究の努力が続けられていますが、残念ながら、その正体があきらかになっていません。新型コロナウイルスに限らず、感染症の研究には高度な研究施設が必要で、そうした研究所の数は世界でも多くはありませんが、人類の英知に期待したいところです。効力あるワクチンの研究がハイスピードで進んでいて、医薬の研究も加速しています。

人びとが新型コロナウイルスを脅威に感じるのは、このウイルスの正体が解明されていないところが大きいのだと思います。何だかわからないウイルスが健康を害し、死にいたらしめることがあるのだから、それは私も怖い。

日本では感染確認者の数からみると死亡者数が少ない傾向にありますが、どうしてそうなのか、その理由もわからないままです。その理由は「ファクターX」と呼ばれ、私自身もいろいろ考えるところはあって、推測することはいくつかありますが、確かなことはやっぱりわかりません。

結局のところ新型コロナウイルスについては、わからないことだらけですから、どうしても不安や恐怖に通じてしまう。

私は腸内細菌という微生物の研究者ですから、微生物のひとつである新型コロナウイルスについて意見を求められることがあります。そもそもウイルスの正体が不明なので、多くのことは答えられませんが、「油断せず、怖がりすぎず、冷静に対応すべき」という前提のもと、次のようにお答えするようにしています。

「微生物を研究する者として思うのは、我われは常に微生物の攻撃をうけている現実のなかで生きています。そのなかでも新型コロナウイルスは、二〇〇二年に流行したSARS、二〇一二年に流行したMERSと同様のコロナウイルスで、その意味では特異ではない常在性のウイルスです。たとえば狂犬病ウイルスといった、いわゆる外来性の強いウイルスではありません。エイズウイルスと比べても病原性はそれほど強くありません」

すると質問した人の顔から不安が少し消える。そして次の質問がくるのです。

「健康管理をする。密を避ける。マスクをする。手洗いうがいをする。その他にやるべきことがありますか」

私の答えは「免疫を正常に機能させる腸内環境を作れば、感染症に強くなります」というものです。なぜならば、人間の免疫担当細胞の七〇パーセントを腸内細菌が操っているからです。

適正な免疫力で防御

免疫とは、ウイルスや細菌、カビなどの有害物質や病原菌が身体に侵入したとき、それを発見し、攻撃を加え、殺傷したり、排除する、防御システムです。免疫は身体を正常な状態に保つために備わっている、いわば生物の自己防御における武器と言っていいでしょう。

では、どうして有害な物質を判断できるのかといえば、それは「自己」と「非自己」という言葉で説明されています。身体がもともと持っている細胞は「自己」であり、もともと持っていない細胞や外から侵入してきたものは「非自己」です。この「自己」と「非自己」の生体反応的な区別は厳格で、「非自己」とわかれば、すぐさま免疫反応が起きて防御し、排除にかかる。

そう説明すると、免疫力を強化しようと考えがちなのですが、免疫は強ければ強いほどいいというものではなく、正常であることが重要です。

もちろん免疫力が弱くなると、免疫不全症になって、感染症にかかりやすくなり、生命を脅かされることになりかねません。免疫不全症については、エイズ（後天性免疫不全症候群）という病気が、よく知られています。エイズウイルスに感染すると免疫力が破壊されて、免疫力によって防御していたウイルス、細菌、カビなどが原因の病気になってしまう。エイズの患者が風邪ウイルスに罹患すると、肺炎になって命を失うというようなケースを、報道などでよく耳にしたと思います。これは免疫力が弱くなった場合です。

それでは免疫力が強くなりすぎると、どうなるのか。免疫力が特定の物質に必要以上に過剰反応することがあります。これが「アレルギー」や「過敏症」です。アレルギーの原因になるのは、いまや花粉がいちばん有名かもしれませんが、草木、動物、昆虫、各種の食べ物、水や空気など、この世界に存在するすべての物質と言っていいでしょう。

また、免疫力が強いとか弱いとかではなく、自己と非自己の区別がつかなくなってしまう自己免疫疾患と呼ばれる病気もあります。自己の細胞や組織を、非自己と誤認して、過剰に反応したり攻撃してしまう病気です。この自己免疫疾患については目下研究中で、その原因には諸説ありますが、まだよくわかっていません。代表的な症例は、バセドウ病、膠原病《こうげんびょう》、潰瘍性大腸炎などがあります。

このように免疫力は強弱ではなく、正常であることが重要なのだと説明すると、必ずと言っていいほど質問されるのは、「食べ物は非自己なのに、なぜ免疫は攻撃の対象としないのですか」という疑問です。これは当然の疑問です。食べ物は攻撃され排除されないどころか、身体に吸収されていくのですから。

人間の身体は本当に良く出来ていて、食べ物など口から摂取する身体に必要な物質を受け入れる特殊な仕組みがあるのです。この仕組みを「経口免疫寛容」と呼びます。食べ物はとりあえず食べさせてしまう仕組みと言ったらいいのか、それがもし有害であれば口から先の消化器で免疫反応が起きて防御するわけです。

余談になるかもしれませんが、食べ物の話になったので、生卵がサルモネラに感染しているという話を書きましょう。

サルモネラといえば食中毒の原因になる菌であるということは、多くの人が知っている生活の知恵のひとつです。ところが生卵は、サルモネラに汚染されています。しかし、そのサルモネラの菌数はとても低いので、生卵を食べても食中毒にはなりません。炊きたてのご飯に生卵をかけて食べるのは私も好きです。でも、ここで注意しなければならないのは、賞味期限が過ぎた生卵はサルモネラの菌数が増えているかもしれませんから、生で食べてはいけません。また、こんなことはあまりないと思いますが、ご飯に生卵をかけて食べようと思ったら誰かお客さんがやって来て、話し込んでいるうちに食べるのを忘れてしまい、後で一時間すぎた生卵ご飯を食べる——これもサルモネラの菌数が増えてしまうから食中毒を起こします。食中毒は生卵に限らず、軽い場合は腹痛と下痢で苦しみますが、重篤な症状になると死にいたる場合があるので注意してください。

要するに口から摂取する食べ物は「経口免疫寛容」で、有害な菌であっても身体は受けつけてしまうわけです。ひどく腐っている食べ物は、見た目や臭いや味覚でわかるから食べないでしょうが、少々有害な菌が含まれているくらいでは経口免疫寛容で飲み込んでしまう。それでたとえば大腸に有害な菌が達して、身体に害をおよぼすとなると、大腸の常在菌が反応して攻撃し排除する。つまり軽い症状でいえば下痢になる。有害な菌だから、早く身体から出そうとして下痢をするシステムを私たちの身体は持っているのです。

免疫力のバロメーター

免疫について基本的な知識を説明しましたが、その免疫担当の細胞の七〇パーセントを腸内細菌が操っているわけです。だから正常な免疫力を維持しようと思ったら、腸内細菌のバランスを良くする必要があるのです。

そうなると今度は、腸内細菌のバランスを良くするために、どうしたらいいかということになります。しかし、そのバランスは個々人で異なるわけです。自分にとってベストな腸内細菌のバランスを知るには、かなり精緻な検査をしなければわからないことは、ここまで本書を読んでくださった読者のみなさんは理解していることでしょう。

そこで、ここではごく簡単なバロメーターを示したいと思います。

ベストな腸内細菌バランスが維持できている人は、毎日ウンチが出る人です。そのウンチは四二ページで書いたような理想のウンチであることが望ましい。これは、あくまでもバロメーターに過ぎませんが、毎日出るけれど下痢気味の人や、毎日ウンチが出ない便秘気味の人は、ベストな腸内細菌バランスにあるとは言い難いのも事実です。

さて、ここで理想的なウンチを毎日するための力、すなわち「腸能力」について、再確認します。腸能力は、主に三つです。これは長年にわたって腸内細菌を研究してきた私が、自分自身の身体を使って日常生活実験をしてきた、生活的な結論になります。

この三つの腸能力すべてに腸内細菌研究におけるエビデンス（科学的根拠）があるかといえば、もとより腸内細菌についてわかっていることは、善玉菌二〇パーセント、悪玉菌一〇パーセント、未知のわからない菌七〇パーセントという現実ですから、確実なエビデンスがあるとは言い切れません。むしろ二万人の人たちの協力で作ったデータベースの分析結果を優先していると言っておきます。

高い腸能力を求めて

腸能力の、一つ目は「ウンチを作る力」です。

これは食習慣を見直してつける腸能力ですが、きわめて具体的に言えばここまで何度も書いてきたように食物繊維を摂取することです。

食物繊維は、野菜、豆、穀物、キノコ、海藻などに多く含まれていますが、これらを集中的に食べるのではなく、日常的に食べることをお勧めします。食習慣は小さな努力の積み重ねをしなければ、それが日常的な行為だから見直すことができません。ご飯が好きなら白米ではなく玄米にするとか、パン好きならばライ麦入りにするとか、お酒を楽しむときにはクルミやアーモンドを肴にするとか、食物繊維の食べ物を小まめに摂るという、小さな努力を積み重ねてください。

腸能力の二つ目は「ウンチを育てる力」です。

ウンチを育てるのは腸内細菌の仕事で、それはビフィズス菌や酪酸産生菌などの長寿菌です。私たちにできることは長寿菌を活性化する食べ物を積極的に食べること。

その食べ物とは、やはりビフィズス菌や乳酸菌を多く含む食品や飲料、納豆、オリゴ糖、食物繊維を多く含む食材などです。

ビフィズス菌や乳酸菌を多く含む食品や飲料といえばヨーグルト系の食品を最初に思い浮かべると思いますが、チーズや漬物なども乳酸菌を多く含んでいます。また、ヨーグルトと混ぜ合わせたり、一緒に食べると腸内細菌のバランスをより良く整える食材がありま す。たとえば、ビフィズス菌を増やしてくれるオリゴ糖が豊富に含まれるバナナやタマネギ、ゴボウ。あるいは水溶性食物繊維が豊富で、整腸効果や美肌効果が期待できるカロテンやミネラル類も含まれているニンジン。アスパラガスもいいと思います。アスパラガスはオリゴ糖が豊富に含まれていて、アスパラギン酸には疲労回復の効果があります。ひと工夫してみてください。

組み合わせて食べると良い食べ物は他にもあります。私がいつも勧めているのはチーズとサツマイモの組み合わせです。サツマイモは食物繊維の塊で、大いに酪酸産生菌を活性化させます。また、空腹感を満たすこともできるのでダイエット食としても最適です。

漬物など塩分の多い食べ物を摂った後にリンゴを食べるという組み合わせもあります。リンゴは余分な塩分を体外に排出してくれるカリウムを豊富に含んでいるからです。日本食は思いのほか塩分濃度が高いので、デザートにはリンゴがお勧めです。

そして腸能力の三つ目が「ウンチを出す力」です。

お腹の深いところにある筋肉、つまりインナーマッスルを鍛えることで、腸をよく動かしてウンチをじわじわと押し出す筋力をつけることです。

インナーマッスルを鍛えるためには、スポーツジムへ通いトレーナーの指導を受けて効率的に運動しなければ……と考える人もいるでしょう。たしかにスポーツジムのトレーニングマシンを使ったインナーマッスル強化は効率的で、一定レベルまで鍛えれば、その状態を維持することも効率的にできるでしょう。パーソナル・トレーナーをタイムサービスで雇って運動をした人が便秘を解消したという話も聞いたことがあります。

ですが、そのような専門家の指導を受ける方法がすべてではありません。私はタダでできる一日九〇〇〇歩以上の散歩をお勧めしています。電車やバスで通勤通学している人は、それだけでおおよそ三〇〇〇歩ぐらいは歩いているはずですので、加えて一時間ぐらいの散歩をすれば合計で九〇〇〇歩ほどになるでしょう。その散歩も心拍数を上げて歩こうとか、軽く汗をかくぐらいという歩行でもいいですが、風景を楽しみながらゆっくり歩くだけでもいいと思います。万歩計を持っている方ならそれを利用するといいでしょうし、今どきのスマートフォンには、たいていヘルスケアデータを計測するアプリケーションがあらかじめ入っています。散歩の歩数を計測すると、計測する行為そのものが小さな楽しみになって、散歩運動がよりはかどると思います。

以上が、免疫を正しく働かせるという観点から、腸内細菌のバランスを整えるため「腸能力」を高める三つの方法となります。私の経験からアドバイスするなら、この三つの方法の重要性は、「ウンチを出す力」が五割、「ウンチを作る力」が四割、「ウンチを育てる力」が一割ぐらいの割合だと思います。

要するに、腸内細菌のバランスを整えるのは、運動五〇パーセント、そして食べ物五〇パーセントだということです。とても平凡な結論だと思われるかもしれませんが、快適な日常生活を過ごすには、凡庸ではあるけれど、それなりのインテリジェンスが必要だということです。

新型コロナウイルス感染拡大の時代にあって、その時代に適応するためには腸内環境を整えて正常な免疫力をつけてくださいと、腸内細菌を五〇年近く研究し続けてきた私は、読者のみなさんへお伝え致します。

おわりに

四八年間も「あなたのウンチを私にください」と言い続けて腸内細菌の研究をしてきた私は、その研究成果が、研究室という狭い世界から飛び出して、人びとの役に立てる段階にきたと考えています。

腸内細菌の研究に参加した時代は、研究者の仲間が不思議そうな顔をして「何でそんな研究をするのだ?」と言っていました。人間の身体の研究をするならば、心臓や脳の研究が重要だと考えられていた時代ですから、腸内細菌の研究者は変わり者だと思われていたのです。

その時代の私の答えはひとつでした。「大腸がんの原因を腸内細菌研究で突き止めたい」ということです。当時は、がんと言えば胃がんだと思われていた時代でしたが、アメリカの大腸がんに関する調査結果を考察してみれば、日本も大腸がんが深刻な病気になるだろうと予測できたからです。その予測は現実になり、やがて大腸がんが、がんにおける死亡原因のナンバーワンになりました。

私が研究室に閉じ籠もるように腸内細菌の培養研究をしているうちに、時代は次々と変化していきました。二〇世紀の終わりが見えてきた時代には「腸はセカンド・ブレイン（第二の脳）である」という主張がなされて支持され、やがて「腸はファースト・ブレインである」とまで主張されたのです。我が意を得たりとは、このことでした。

腸についての関心が高まり、それはウンチは汚いものではなく大事なものなのだという私の考えを大いに刺激し、また腸内細菌研究を後押ししてくれました。

人間がかかる病気のなかで腸の病気がいちばん種類が多く、その他の病気でも腸内細菌が原因のひとつになることは少なくありません。日本の総理大臣が辞任するとき、腸の大病であることを告白し、総理大臣のハードワークをこなすことが困難になったと国民へ報告したのは記憶に新しいことです。ひとつの国の運命を腸内細菌が変えてしまったと私には思えました。そういえばアメリカ航空宇宙局ＮＡＳＡへ、宇宙食を食べ続けた宇宙飛行士のウンチを提供してほしいとお願いしたときに「それは国家機密だ」と断られたことがありました。ウンチが国家機密（！）になる時代になったのです。

私はいま、四八年間も継続していた研究室の生活から飛び出して、腸内細菌研究を人びとのお役に立てたいという仕事に着手しようとしています。

その大きな転換点に立ったいま、読んで面白く、その結果として腸内細菌についての知識が身につく本を書こうと思いました。いままで書いてきた腸内細菌とウンチについての啓蒙書ではなく、私のライフストーリーとからめたウンチ物語とでも言いたい本を書きたくなったのです。

執筆作業をしているうちに新型コロナウイルス感染拡大の時代になってしまい、腸内細菌のバランスを整えて免疫力を正常にすることで新型コロナウイルス感染拡大の時代に対応しようというアドバイスを書くことを思いつきました。

腸内細菌についての正しい基本知識とウンチへの愛情を、この本に詰め込みました。

読者のみなさんが、ベストな腸内環境を獲得する生活をおくる手助けになれば幸甚です。

最後に、私の腸内細菌研究を見続けて下さったお二人の恩師、光岡知足東京大学名誉教授、故小川益男東京農工大学名誉教授に感謝いたします。さらに、これまで一〇年以上にわたり、日本人の腸内細菌解析と生活特性に関するデータベース構築に必要な研究資金を

提供くださいました企業、株式会社ヤクルト本社、森永乳業株式会社、協同乳業株式会社、ビオフェルミン製薬株式会社、フジッコ株式会社、松谷化学工業株式会社、株式会社テクノスルガ・ラボ、ミヤリサン製薬株式会社、森下仁丹株式会社、日東薬品工業株式会社、株式会社山田養蜂場、株式会社サイキンソー、一般社団法人日本農業フロンティア開発機構（ＪＡＦＤＯ）に深く感謝いたします。また、腸内細菌解析に貢献して下さった伴野太平、當山むつみ、中村睦、辨野芳子、草桶佳代の諸氏に感謝申し上げます。そして、素晴らしい研究環境を四八年間与えてくださった国立研究開発法人理化学研究所に、あらためて感謝いたします。

二〇二一年一月吉日　辨野義己

図版製作　アトリエ・プラン
構成　石濱まもる

辨野義己《べんの よしみ》
細菌学者。一九四八年、大阪生まれ。理化学研究所科技ハブ産連本部辨野特別研究室・特別招聘研究員。酪農学園大学酪農学部獣医学科卒業。東京農工大学大学院獣医学専攻を経て理化学研究所へ。一九八二年東京大学農学博士授与。およそ半世紀にわたって腸内細菌の生態と分類を研究し続けている。著書に『大便通』（幻冬舎）『100歳まで元気な人は何を食べているか?』（三笠書房）など多数。

「腸内細菌《ちょうないさいきん》」が健康寿命《けんこうじゅみょう》を決《き》める

インターナショナル新書〇六八

二〇二一年二月一〇日　第一刷発行
二〇二二年一月二六日　第二刷発行

著者　辨野義己《べんのよしみ》
発行者　岩瀬　朗
発行所　株式会社　集英社インターナショナル
〒一〇一-〇〇六四　東京都千代田区神田猿楽町一-五-一八
電話　〇三-五二一一-二六三〇
発売所　株式会社　集英社
〒一〇一-八〇五〇　東京都千代田区一ツ橋二-五-一〇
電話　〇三-三二三〇-六〇八〇（読者係）
〇三-三二三〇-六三九三（販売部）書店専用
装幀　アルビレオ
印刷所　大日本印刷株式会社
製本所　大日本印刷株式会社

ISBN978-4-7976-8068-3　C0247
定価はカバーに表示してあります。

インターナショナル新書

064
明治十四年の政変
久保田 哲

知っていそうで知らない歴史の巨大転換点。維新の三傑亡き後、「国家のかたち」(立憲君主制、国会開設、憲法制定、金融制度など)を決定づけた〝複雑怪奇な政変〟を、気鋭の政治史学者が鮮やかに読み解く!

065
熊楠と幽霊
志村真幸

熊野の山中で幽体離脱をしたり、夢で父親から助言を得たり、奇妙な体験を繰り返していた南方熊楠。日記や論考に残る世界各地の妖怪や幽霊についての文章などから、心霊現象に対する熊楠独自の見解を探る。

066
今こそ読みたいガルブレイス
根井雅弘

アメリカの経済学者、ガルブレイスは1970年代に『不確実性の時代』で恐慌、冷戦、大企業の支配、貧困、環境破壊など現代に通じる難問を取り上げた。その思想を丹念に読み解き、未来へのヒントを見つける。

067
物理学者のすごい思考法
橋本幸士

超ひも理論、素粒子論という物理学の最先端を研究する学者は、日常生活でも独特の視点でものを考える。通勤の最適ルート、ギョーザの適切な作り方、エスカレーターの乗り方……。物理学の本質に迫るエッセイ集。